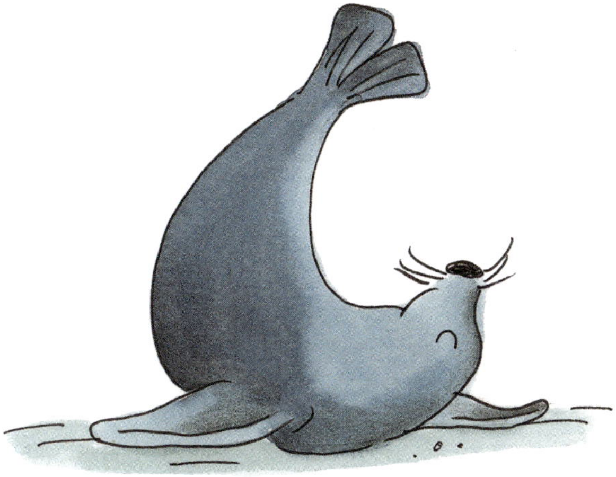

Der sitzende Schneemann

Den Stall ausmisten

Die Wüste hinter sich lassen

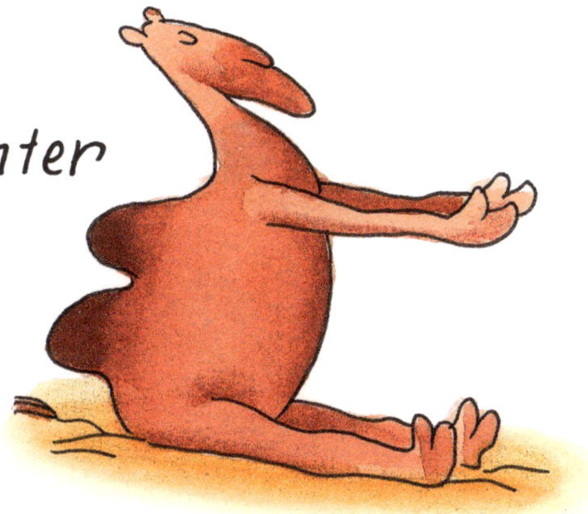

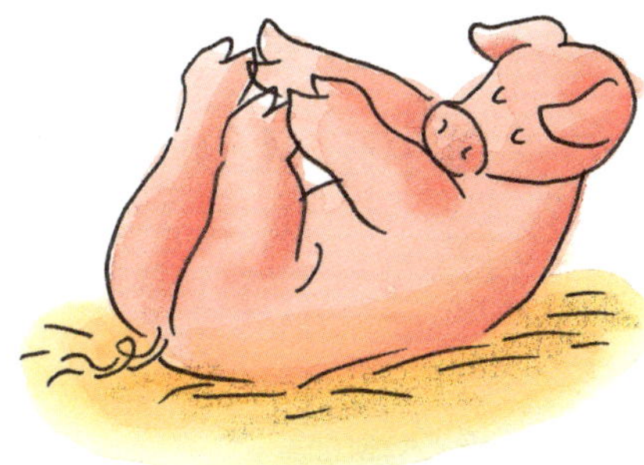

Die innere Reinheit erkennen

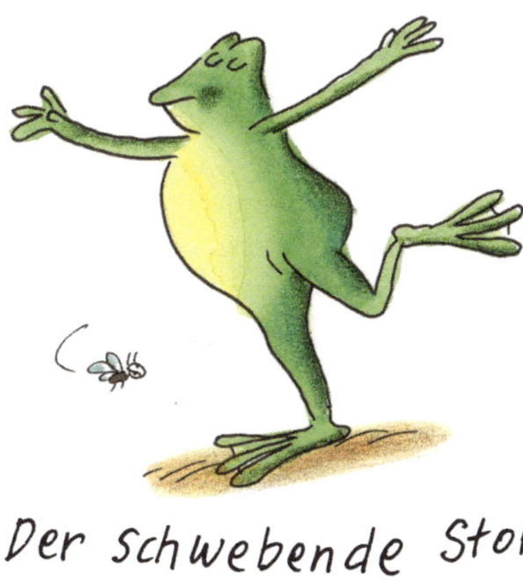

Der schwebende Storch

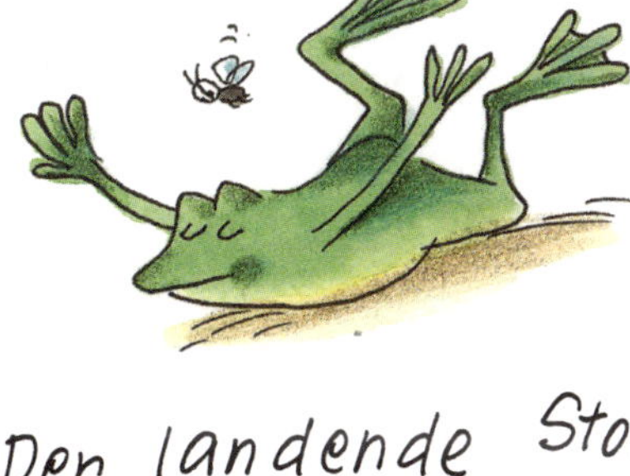

Der landende Storch

Klaus Puth, Jahrgang 1952, lebt in Mühlheim bei Offenbach und hat ein besonderes Faible für gezeichnete Tiere. Er veröffentlichte gans erfolgreiche Geschenkbücher (u. a. *Gans verliebt* und *Gans im Glück*), bevor er sich von den Gänsen ab- und den Kühen zuwandte. Nach *Du bist echt kuhl* folgte die Erfindung der beliebten Yoga-Kühe, von denen bei Eichborn erschienen sind: *Yoga für Kühe*, *Pflücke den Klee*, *Fröhliche Weihnachten mit den Yoga-Kühen*, *Alles Liebe mit den Yoga-Kühen*, *Bleib gesund mit den Yoga-Kühen*. Im Jahr 2010 endlich entdeckte Klaus Puth, dass Yoga auch bei anderen Tieren höchst beliebt ist.

1. Auflage 2010

Umschlaggestaltung: Christiane Hahn
unter Verwendung einer Illustration von Klaus Puth
Satz und Reproduktionen: Fotosatz Amann, Aichstetten
Druck und Bindung: Druckerei Uhl, Radolfzell am Bodensee
ISBN 978-3-8218-6096-1

Eichborn Verlag, Kaiserstraße 66, 60329 Frankfurt am Main
Mehr Informationen zu Büchern und Hörbüchern aus dem Eichborn Verlag
finden Sie unter www.eichborn.de

Klaus Puth

Yoga für Tiere

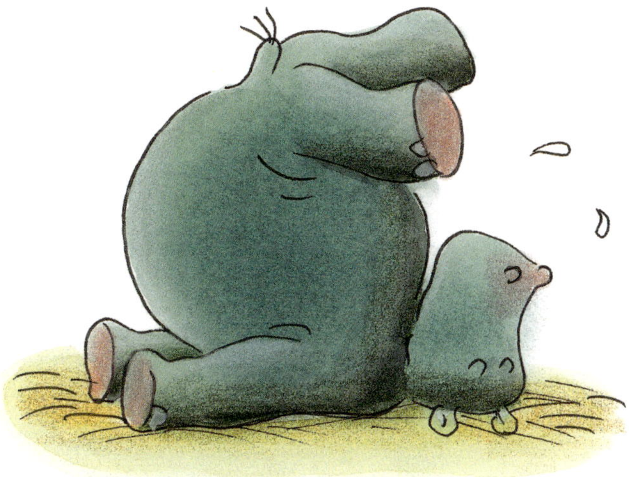

Dem Leben Gewicht geben

EICHBORN

Vorwort

»Krokodil«, sagt Nelli.
Wir gucken uns verständnislos an.
Nelli lächelt.
»›Krokodil‹ heißt eine Yoga-Übung. Ich zeig sie euch.«
Sie lässt sich auf die Wiese nieder, legt sich auf den Rücken, mitten zwischen die Kleeblüten, und macht uns die Übung vor.
»Es gibt sehr viele Yoga-Übungen, die nach Tieren benannt sind«, sagt Nelli, als sie die kleine Vorführung beendet hat und wieder auf ihren Beinen steht.
»Katze, Kobra, Pfau, Hund, Kamel, Schmetterling, … alles Yoga-Übungen.«
»Wie macht denn ein Schmetterling Yoga?«, will Gundl wissen und guckt misstrauisch einem Zitronenfalter hinterher.
»Und vor allem: Wozu?«, ergänzt Elsi wichtig.
Nelli ignoriert die Frage.
»Also erstens sind das Namen, die die Übungen bezeichnen. Das heißt zunächst mal nicht, dass zum Beispiel ein Kamel Yoga macht. Andererseits: Warum eigentlich nicht? Was wir in den letzten Monaten gelernt haben , können bestimmt auch …«
»Stiere!« ruft ein dröhnender Bariton dazwischen. Erich hat es mal wieder geschafft, sich unbemerkt in seinem seltsamen Tänzelschritt an unsere Gruppe heranzupirschen.
Linda grinst hinterhältig.
»Wir hatten schon reichlich Gelegenheit, uns von deinen Yoga-Kenntnissen zu überzeugen.«
»Eben!« Erich überhört die Ironie.
»Und außerdem bin ich vollkommen Nellis Meinung: Alle können Yoga. Man muss es ihnen nur zeigen. Wir müssen unser neu erworbenes Wissen ja nicht partout für uns behalten. Wenn ich zum Beispiel …«
»Erich, der Yoga-Lehrer!«, prustet Linda. Elsi schüttelt lachend den Kopf. Wir anderen schauen uns amüsiert an.

Nelli hat dem Treiben nachdenklich zugeschaut.
»Was haltet ihr von einer kleinen Reise?«, sagt sie dann.
Plötzlich sind alle still. Typisch Nelli! Eine Reise! Einmal raus aus unserer gewohnten Wiese, die weite Welt sehen, Paris, Rom, das Meer! Ein traumhafter Gedanke! Wir sehen uns schon auf einem großen Schiff, im Flugzeug, am weißen Strand, Sonne, Sand, türkisfarbene Wellen …
»Ein paar Kilometer von hier gibt es einen Freiluftzoo«, sagt Nelli trocken in unsere Träume. Paris, Rom und der weiße Strand verdampfen in der warmen Spätsommersonne.
»Und ich dachte schon …«, beginnt Gundl enttäuscht, aber Nelli schüttelt den Kopf.

»Lasst uns klein anfangen, und außerdem hab ich ehrlich gesagt keine Ahnung, wie wir da hinkommen sollen …«
»Aber ich!« Alle starren Erich verblüfft an. Mit seinem massigen Kopf nickt er in Richtung des alten Apfelbaumes.
Alle drehen neugierig die Köpfe.
»Das ist nicht dein Ernst!«, haucht Elsi tonlos.
»Das kannst du nicht machen«, flüstere ich erschrocken.
Neben dem alten Apfelbaum, am Rand unserer Wiese, steht der kleine Traktor unseres Bauern – mit Anhänger.
»Morgen früh, wenn der Bauer weg ist, schnappen wir uns seinen Porsche, ihr hockt euch auf den Anhänger, Nelli navigiert und ich fahre!«
»Du kannst fahren?«, fragt Linda zweifelnd.
»Nenn mir etwas, was ich nicht kann!«
Zielstrebig marschiert er auf den Traktor zu.
»Alles klar!«, verkündet er nach kurzer Inspektion. »Kein Thema, die Kiste. Morgen früh geht's auf große Fahrt!«

In der Nacht macht keine von uns ein Auge zu. Nur aus Erichs Box ist das gewohnte, nervtötende Schnarchen zu hören.
Es ist wieder ein sonniger Tag. Kein Wölkchen am blauen Himmel.
»Reisewetter«, sagt Linda leise zu mir. Ich schlucke trocken. Mein Magen knurrt. Vor Aufregung hab ich keinen Bissen runtergekriegt. Erich hat offenbar Nerven wie Drahtseile.
»Na also«, brummt er zufrieden, als wir auf unserer Wiese ankommen, und guckt zum Apfelbaum.
»Der Reisebus steht bereit, alles einsteigen!«
Zögernd folgen wir ihm zum Traktor. Erich klemmt sich gleich hinter das Steuer.
Nelli setzt sich neben ihn auf den Sitz über dem rechten Hinterrad, wir anderen klettern auf den Anhänger.
Elsi grinst schon wieder spöttisch.
»Mal gespannt, ob er die Kiste zum Laufen …«
Der Rest geht in ohrenbetäubendem Lärm unter. Traktor und Anhänger setzen sich ruckartig in Bewegung, Linda kann Gundl gerade noch festhalten sonst wäre sie vom Wagen gefallen.
Langsam holpern wir über die Wiese. Als wir den Feldweg erreichen, dreht Erich sich zu uns um und grinst triumphierend.
»Guck auf die Straße!«, schreit Linda in den Lärm.
Ich spähe in Richtung des Dorfes und erwarte jeden Moment den Bauern, der wild gestikulierend über die Wiese gerannt kommt. Aber nichts geschieht.
Ich fange an, unsere kleine Spritztour zu genießen.

Nelli hat darauf geachtet, dass es nicht zu spät wird.
»Vor Sonnenuntergang müssen wir zurück sein«, hat sie uns eingeschärft.
Die Sonne steht schon tief, als sich am späten Nachmittag unsere Safari wieder der heimatlichen Weide nähert. Erich bugsiert unser

Reisegefährt gekonnt auf seinen Parkplatz am alten Apfelbaum.
Alle reden begeistert durcheinander.
»Habt ihr das Nashorn gesehen?«, fragt Linda und klettert schwerfällig vom Anhänger.
»Ja!« Elsi macht ihre großen erstaunten Kulleraugen.
»Dagegen sind wir ja Fliegengewichte und dann so eine Leichtigkeit in den Übungen und …«
»Die Giraffe : Sen-sa-ti-on-ell !«, dröhnt Erich dazwischen. »Diese Eleganz, diese Anmut, dieses Schweben! Und außerdem sieht sie auch noch gut aus! Habt ihr gesehen, wie …«
»Erich und die Giraffe – das Traumpaar des Jahres!«
Elsi guckt mich an, dann prusten wir beide los. Erich guckt beleidigt in die andere Richtung – aus der jetzt gemächlich der Bauer heranschlendert. Er bleibt einen Moment an der offenen Stelle am Zaun stehen, geht dann zu seinem Traktor und kratzt sich verdutzt am Kopf. Dann zuckt er mit den Schultern. Wir kommen langsam und ohne Eile dazu und reihen uns, als sei nichts gewesen, hinter dem Anhänger ein.
Als die Weide schon hinter uns liegt, drängt Elsi sich neben Nelli.
»Alle im Zoo haben uns gefragt, wann wir wiederkommen, alle wollen jetzt Yoga lernen, die können wir doch nicht einfach so sich selbst …«
»Ja eben!« Erich ist schon wieder ganz aufgeregt, »ich wollte doch noch mit der Giraffe …«
»Bei deinem schönen Giraffenfräulein hast du die wichtigste Übung glatt übersehen, Erich.«
Erich kann im Dämmerlicht Lindas spöttisches Grinsen nicht sehen und tappt prompt in die Falle.
»Welche denn?«
»Die für die Krokodile. Sie lautet: Die Klappe halten.«

Yoga für Affen

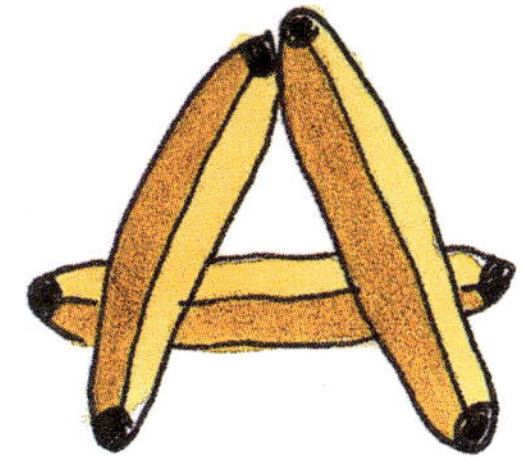

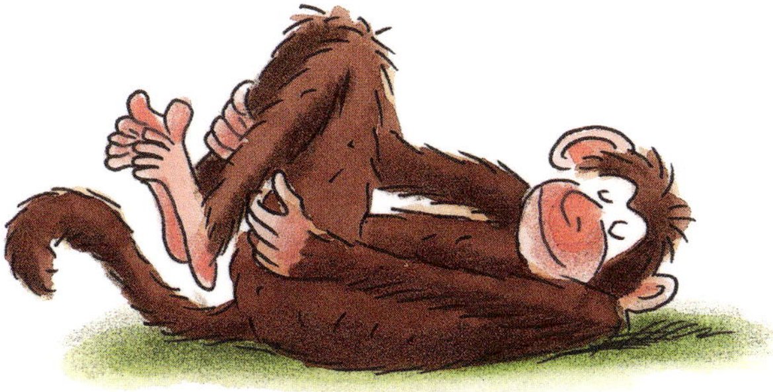

Die geschlossene Banane

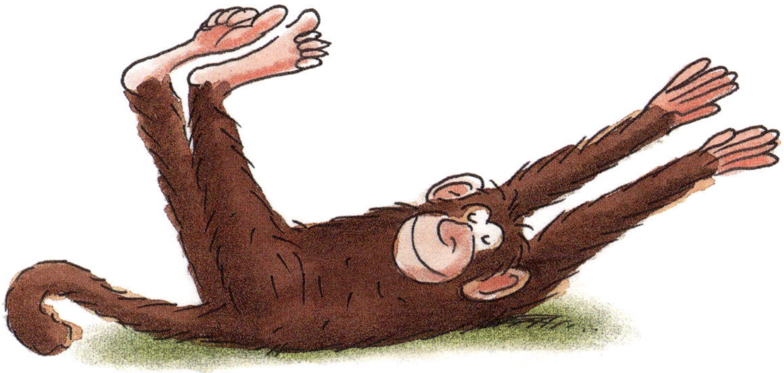

Die geschälte Banane

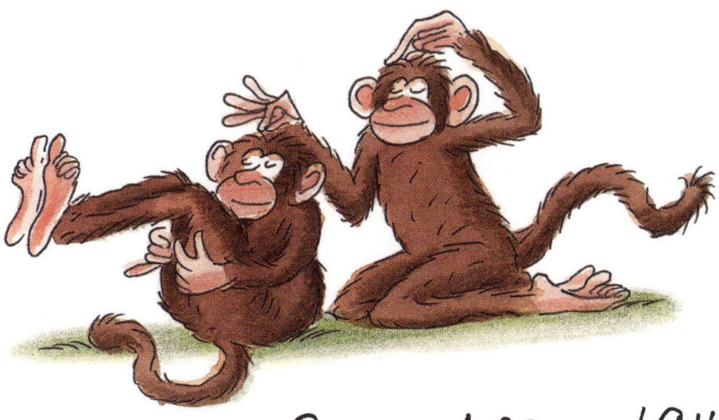

Den Affen lausen

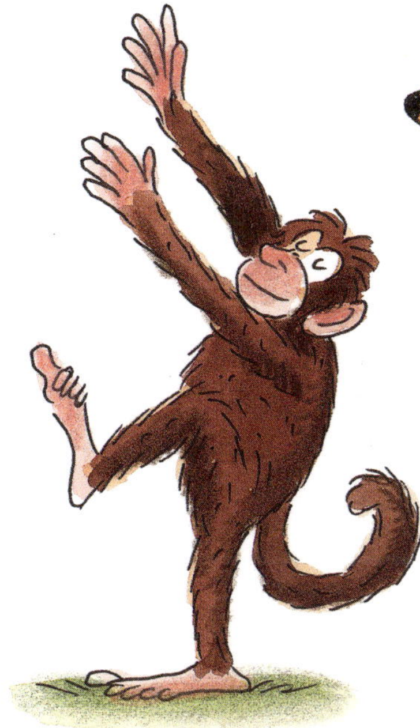

Die Palme besteigen

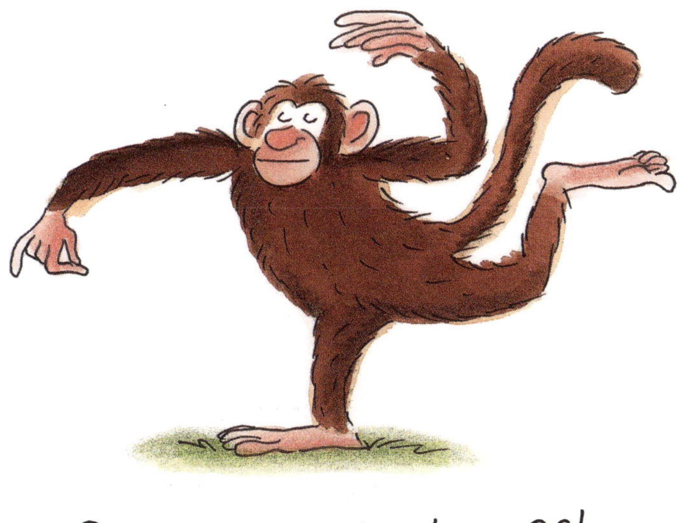

Dem Affen Zucker geben

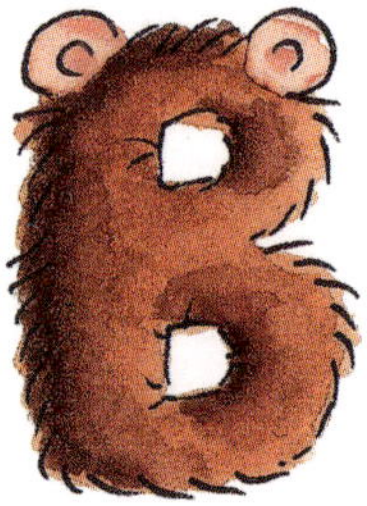

Yoga für Bären

Den Grizzly wecken

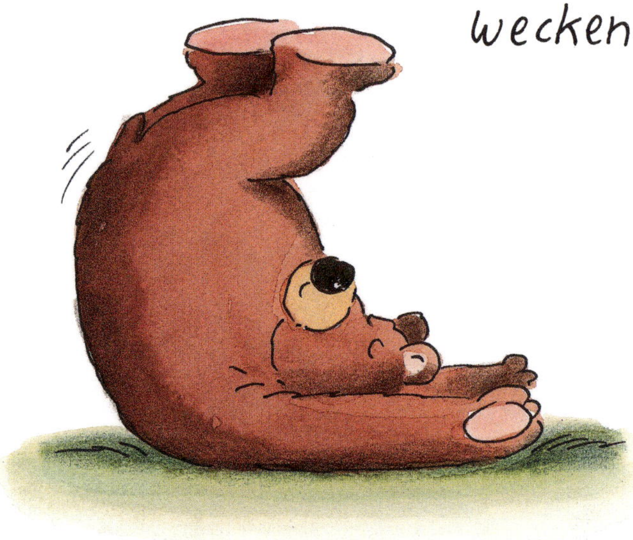

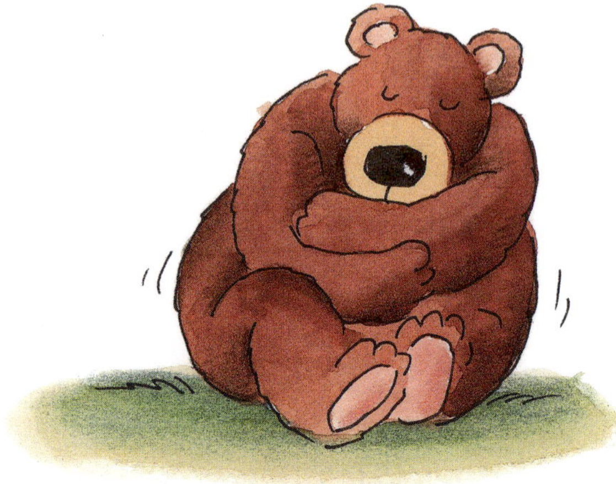

Der volle Honigtopf

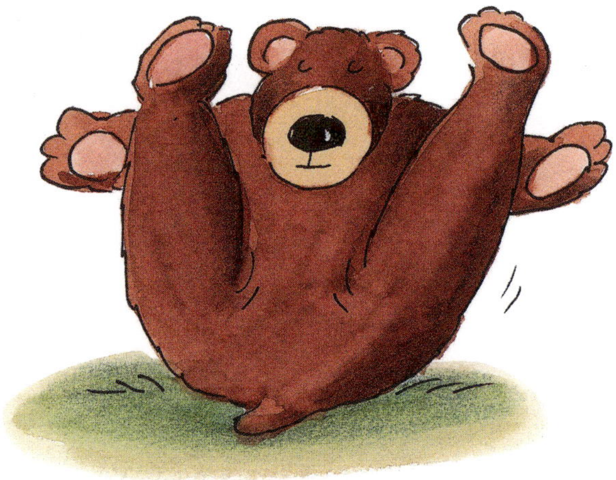

Der leere Honigtopf

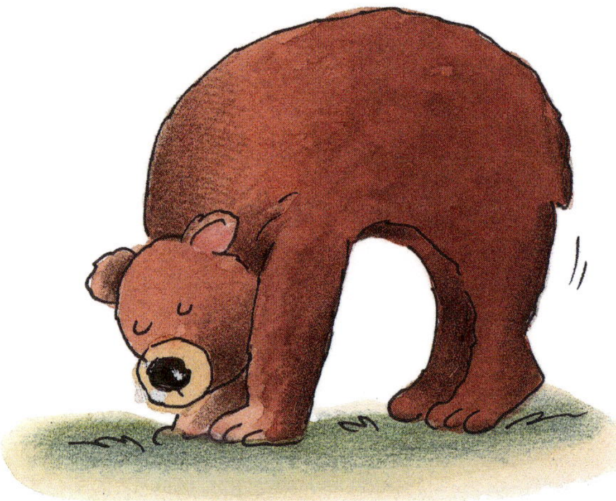

Die große Bärenhöhle

Yoga für Biber

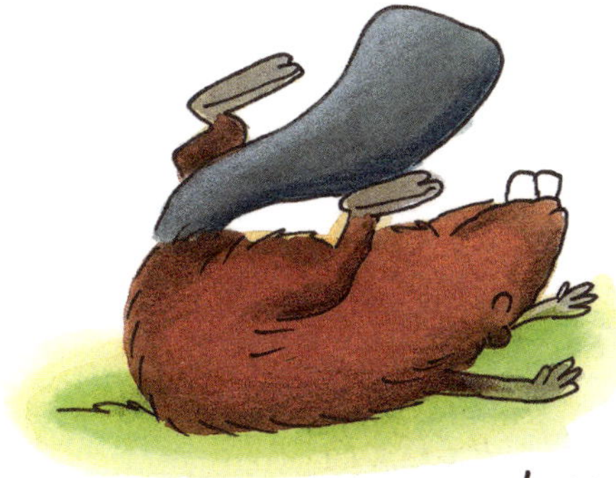

Den Pelz waschen

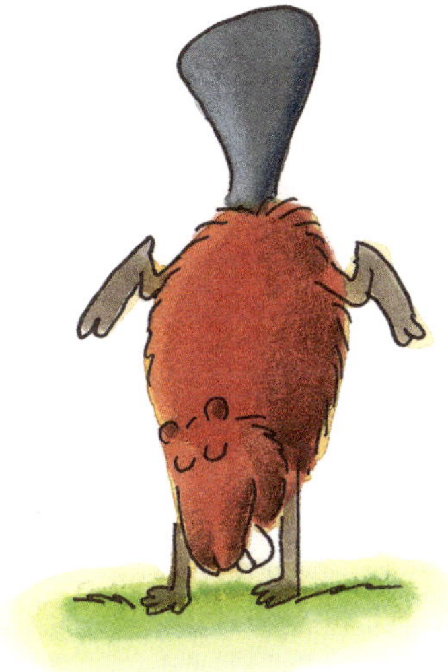

Die stehende Birke

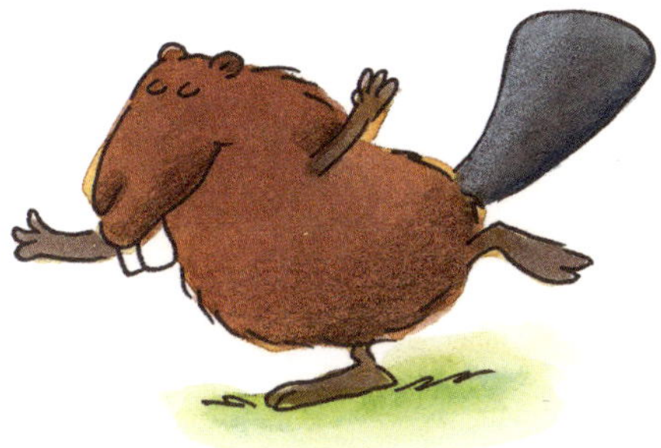

Den Damm schließen

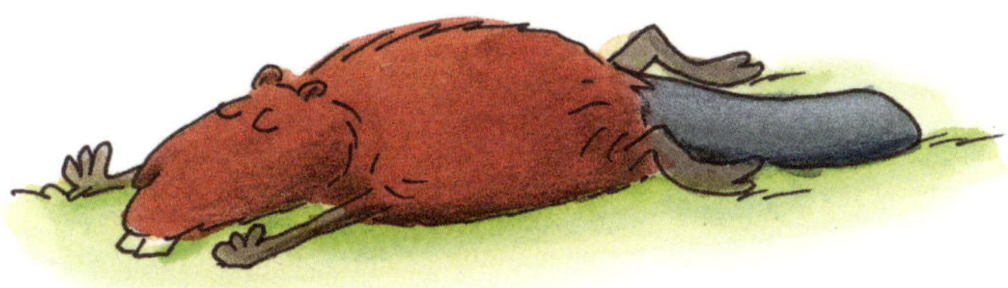

Die abgenagte Birke

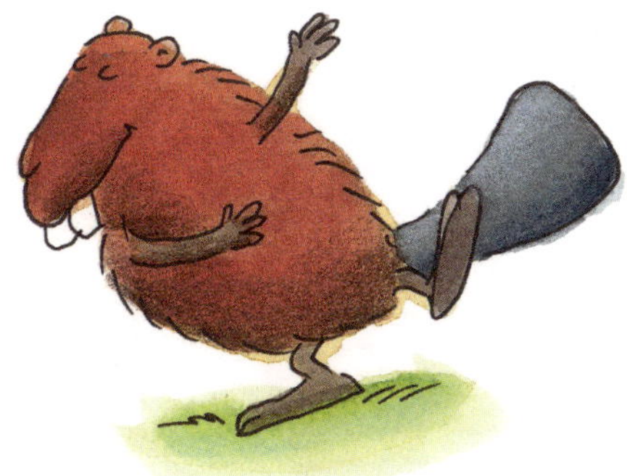

Den Damm öffnen

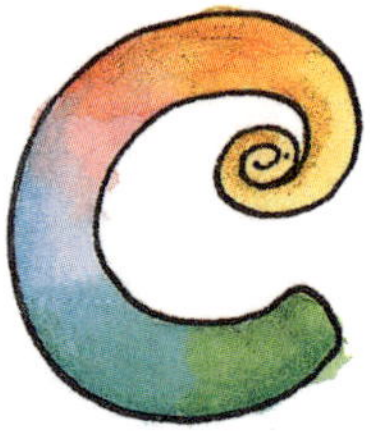

Yoga für Chamäleons

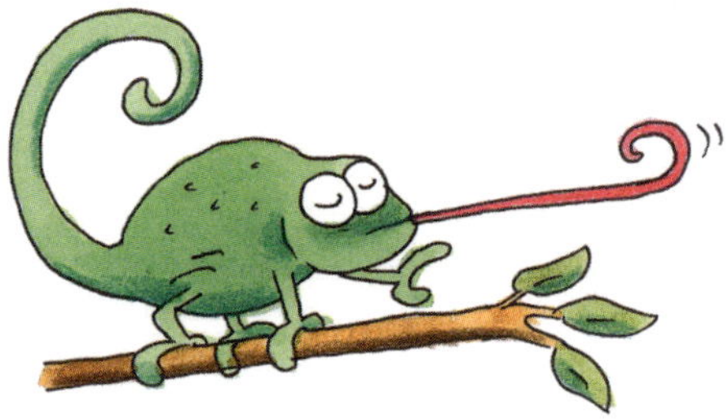

Die schnelle Fliege fangen

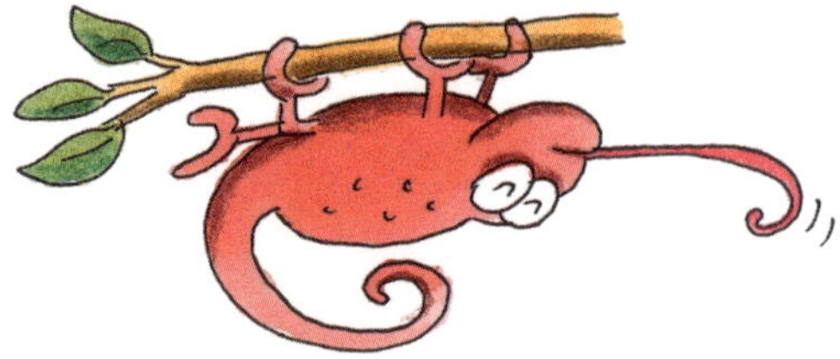

Die Fliege verfehlen

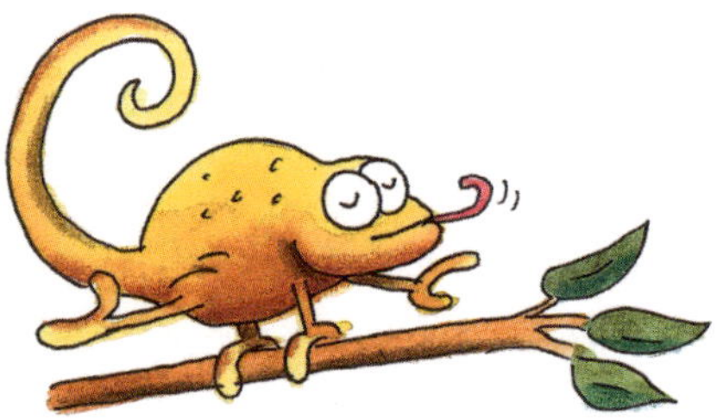

Die langsame Fliege fangen

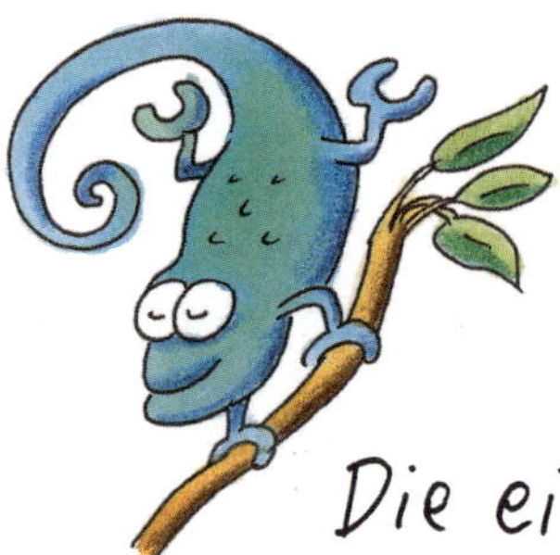

Die eigene Farbe erkennen

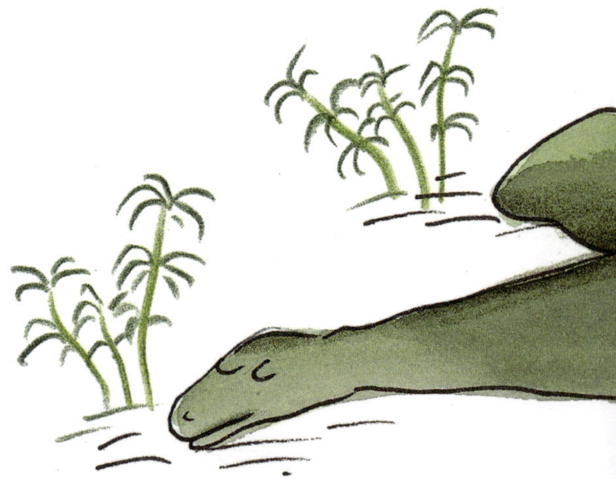

Sich auf die Zukunft freuen

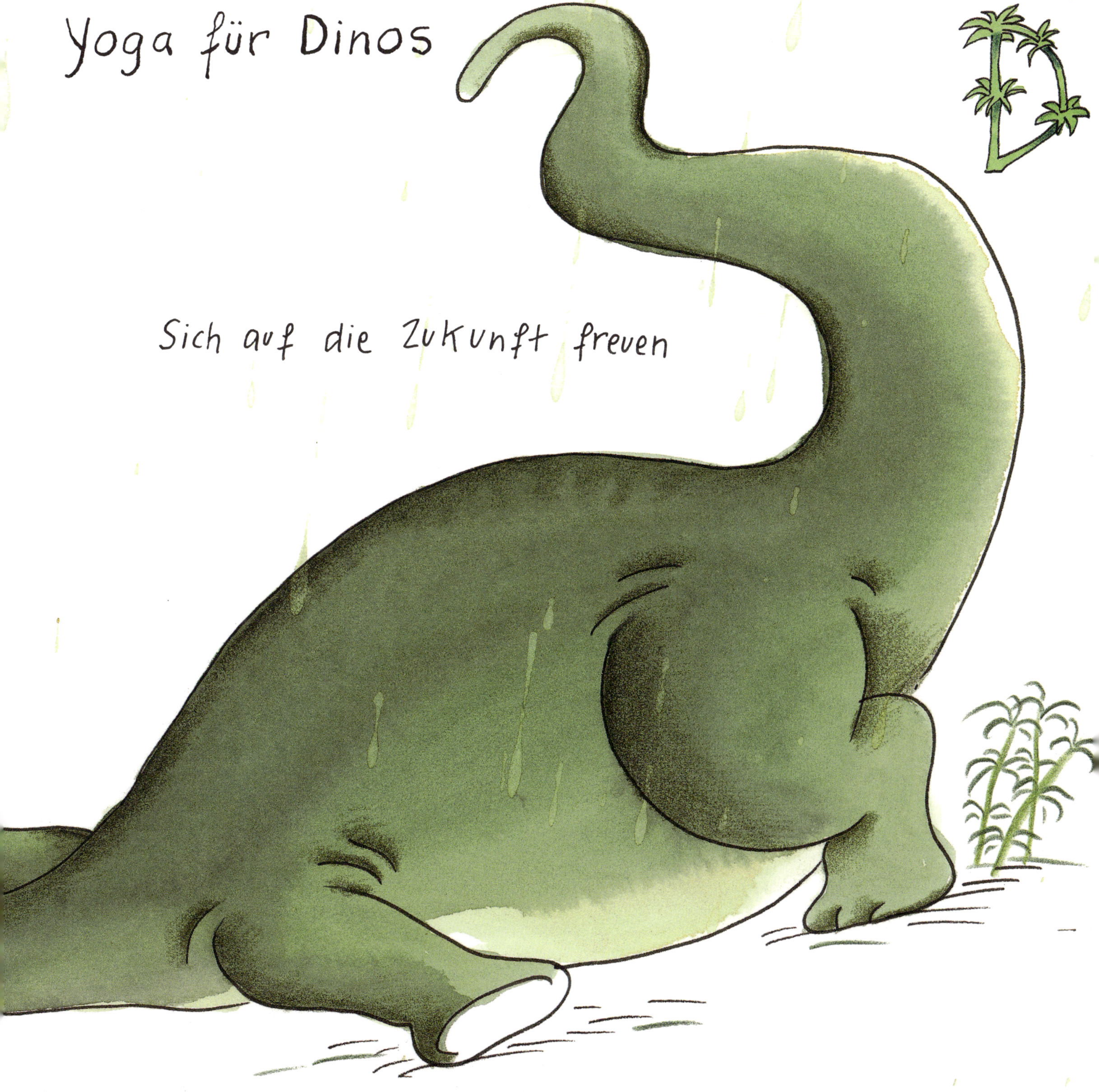

E Yoga für Elefanten

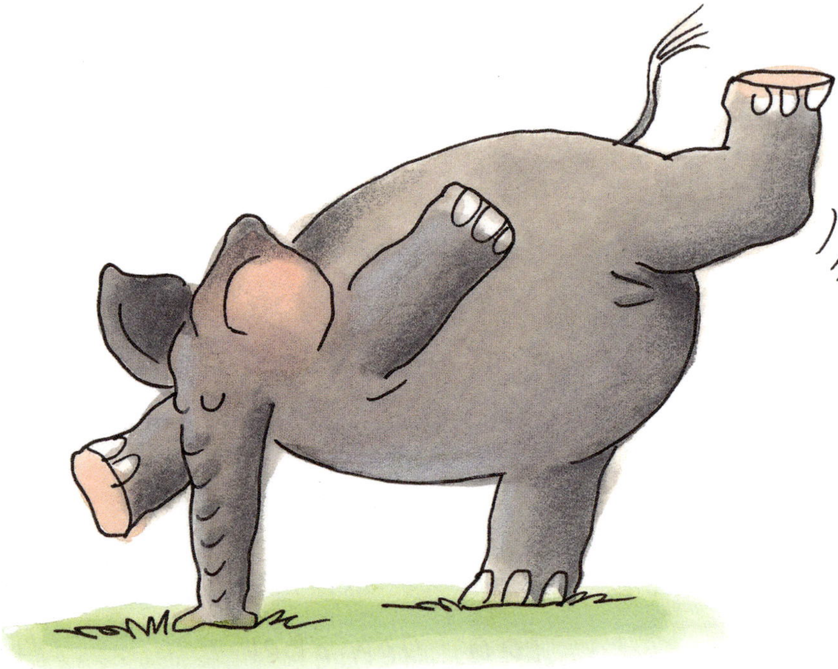

Den Maharadscha grüßen

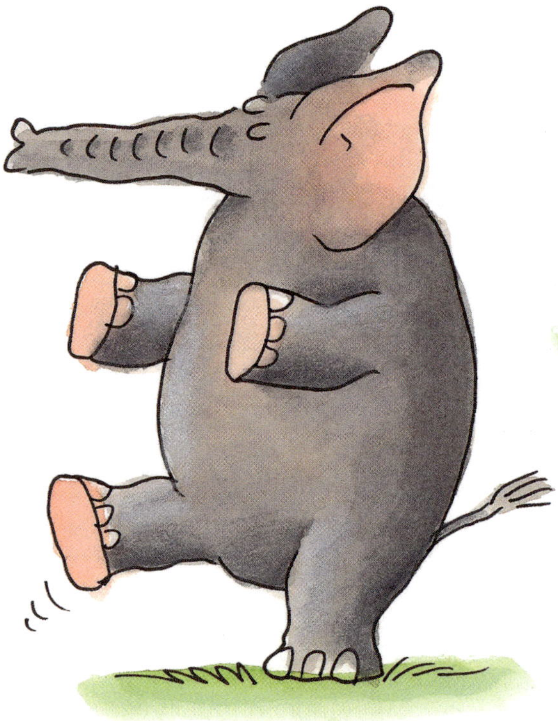

Den standhafte Dickhäuter

Yoga für Eintagsfliegen

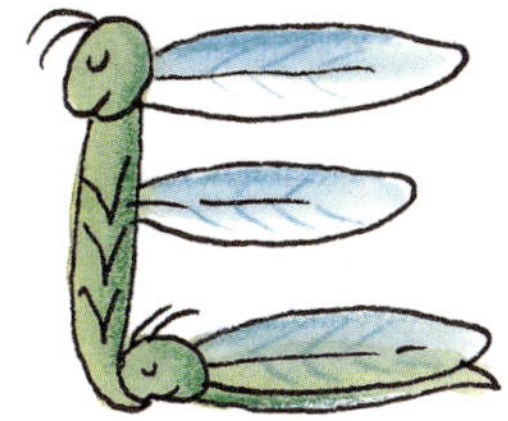

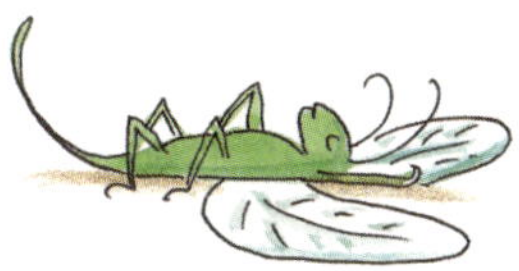

Den Tag genießen

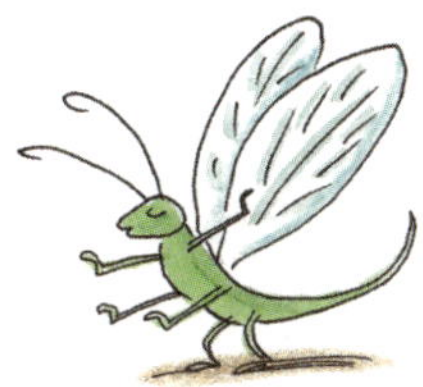

Nicht an das
Morgen denken

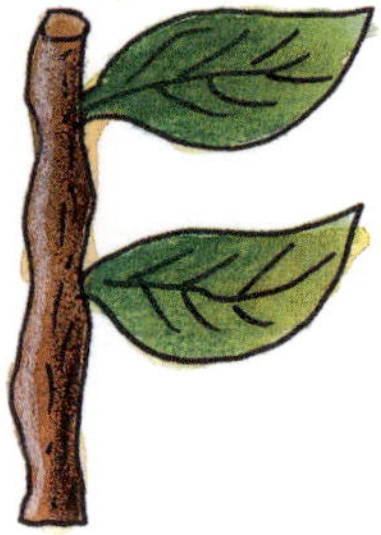

Yoga für Faultiere

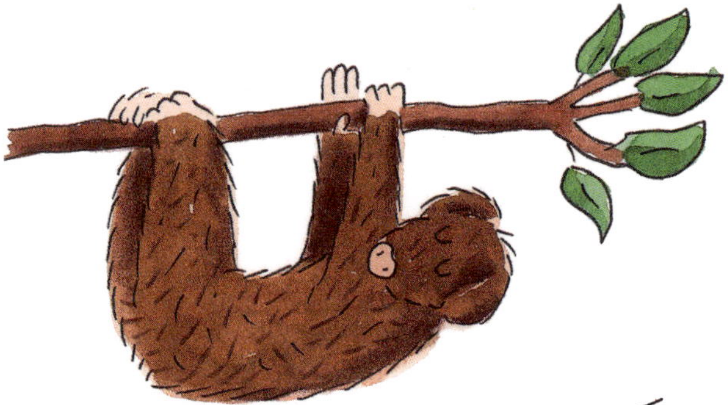

Schwungvoll begrüßen wir den Tag ...

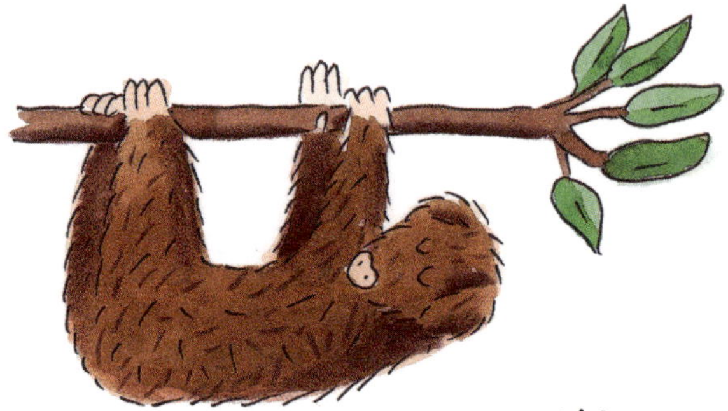

... bündeln die Energie ...

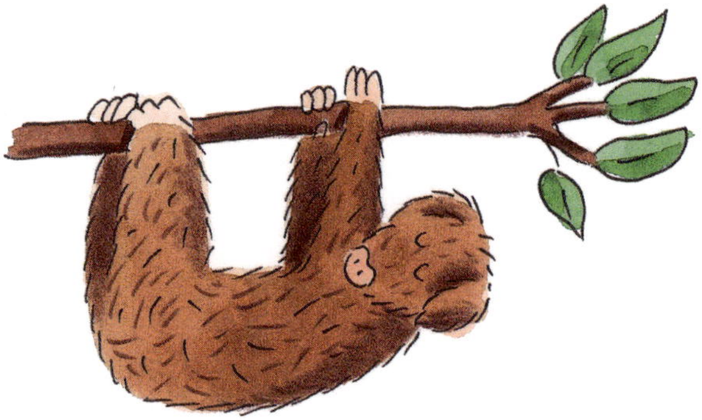

... erhöhen das Tempo ...

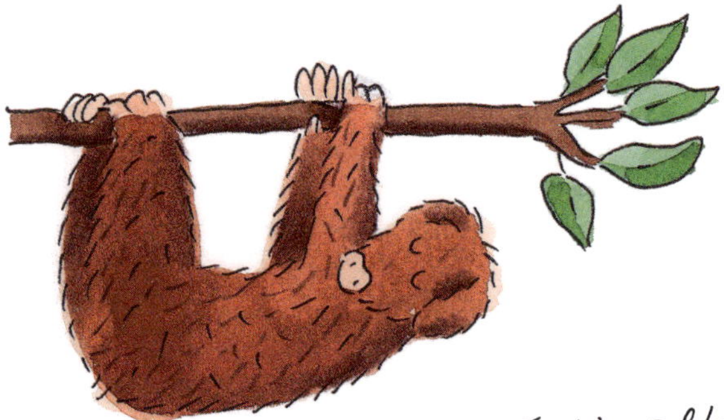

... steigern unsere Tatkraft ...

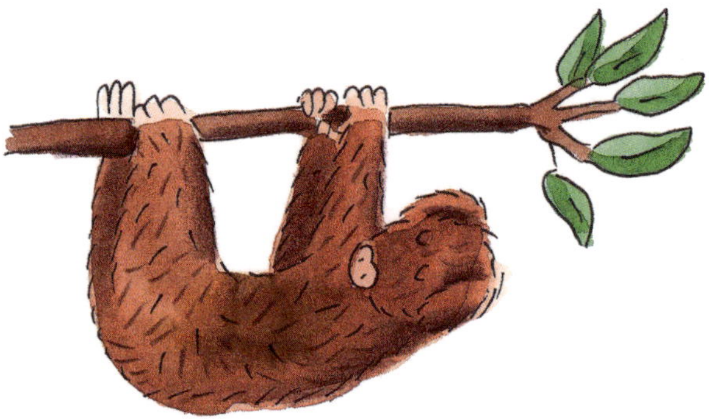

wecken den Tiger in uns ...

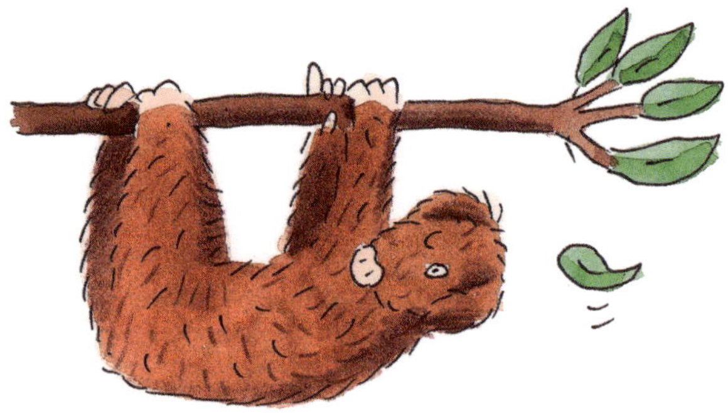

... und fühlen die innere Dynamik.

Yoga für Frösche

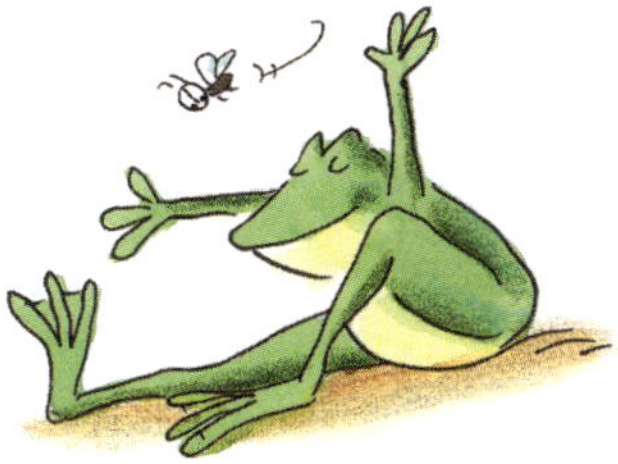

Den Sumpf austrocknen

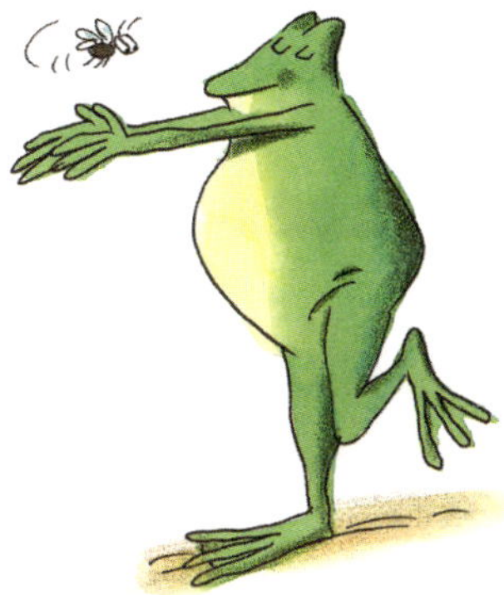

Die Prinzessin erwarten

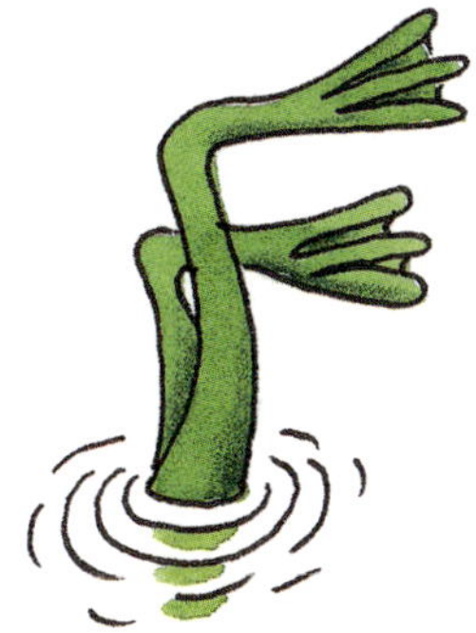

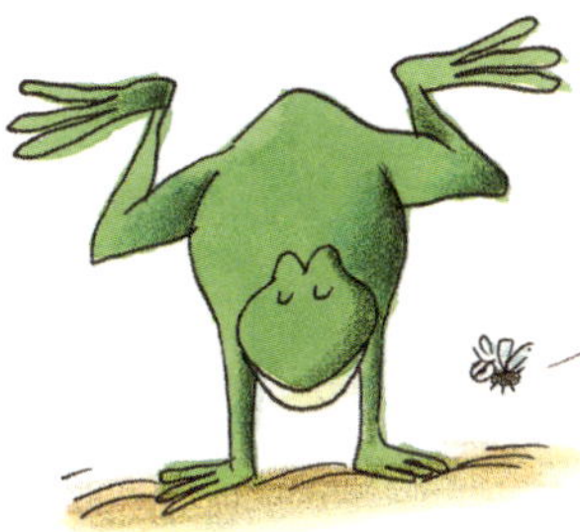

Die Angst überwinden

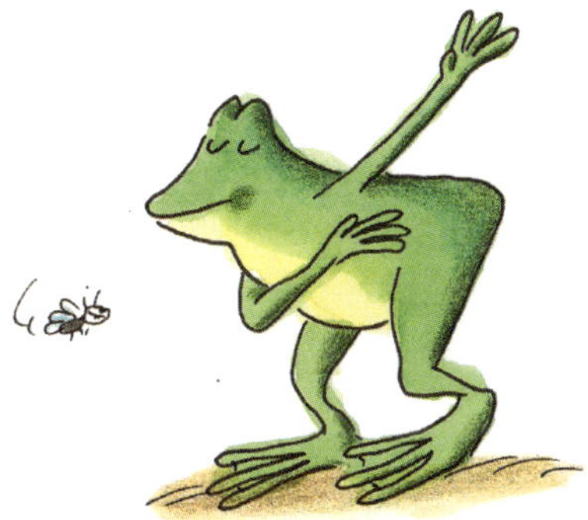

Die Prinzessin küssen

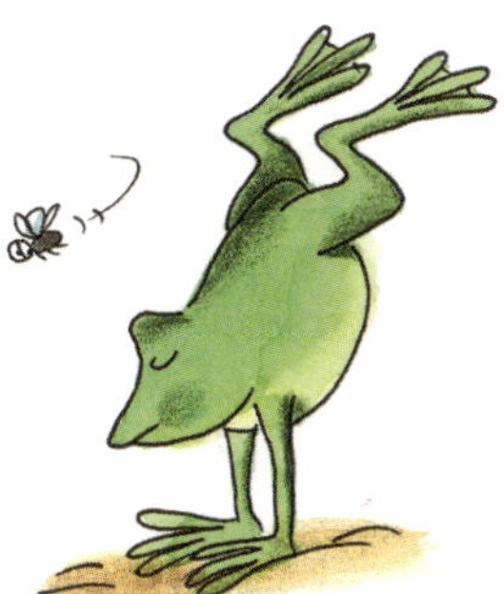

Der Sprung in den Teich

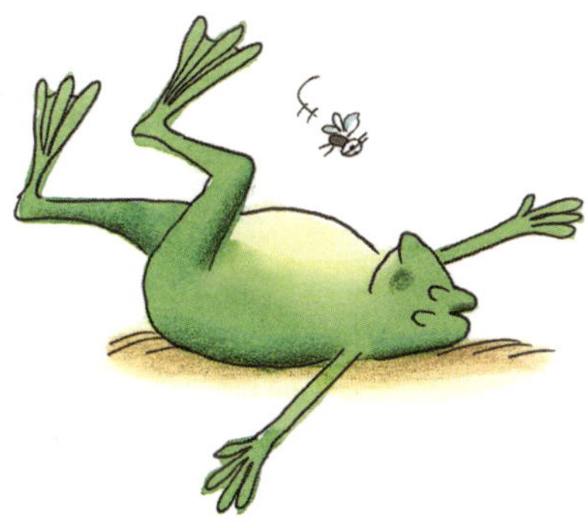

Die blühende Seerose

Yoga für Gänse

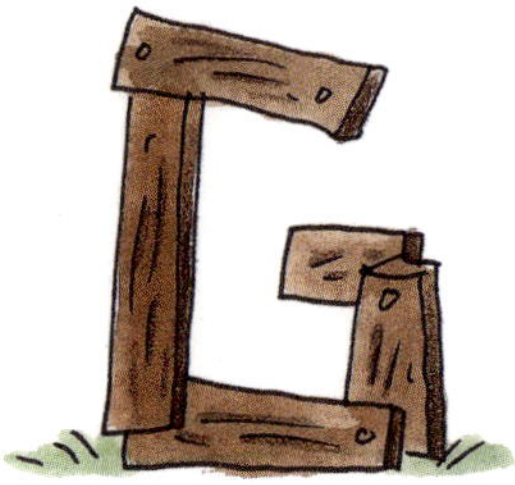

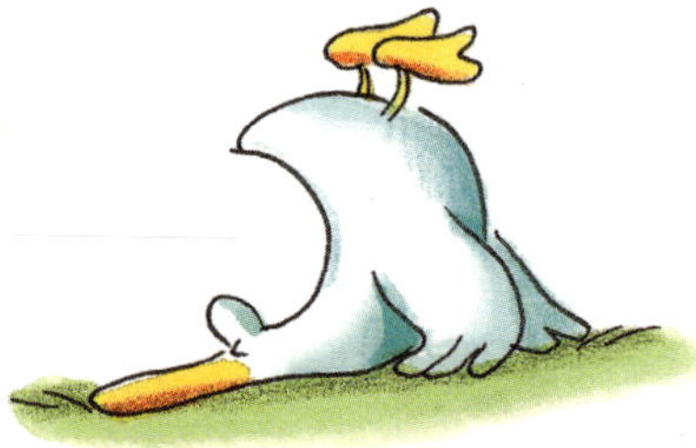

Das blühende Gänseblümchen

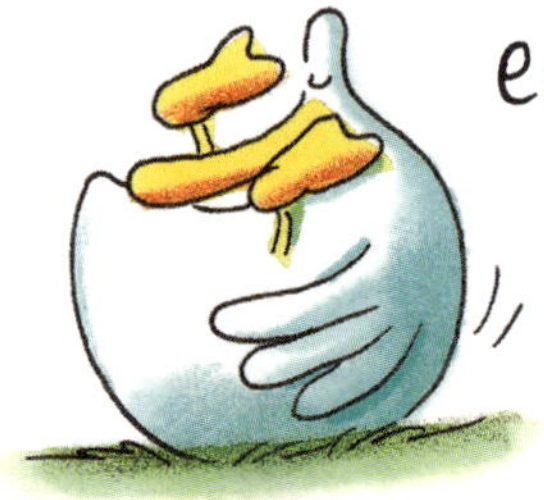

Die Gänsefüßchen entspannen

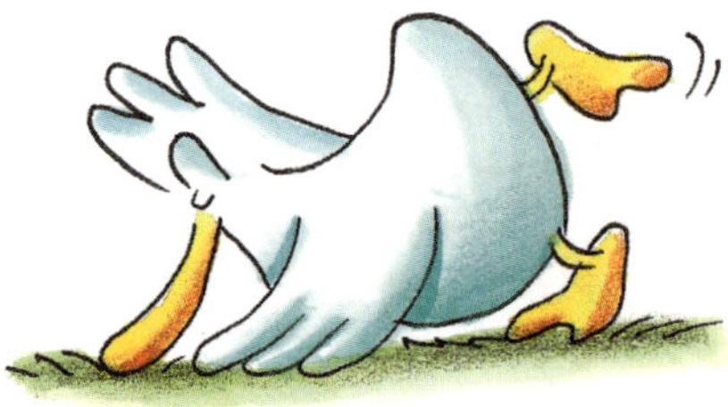

Das Schwimmen lernen

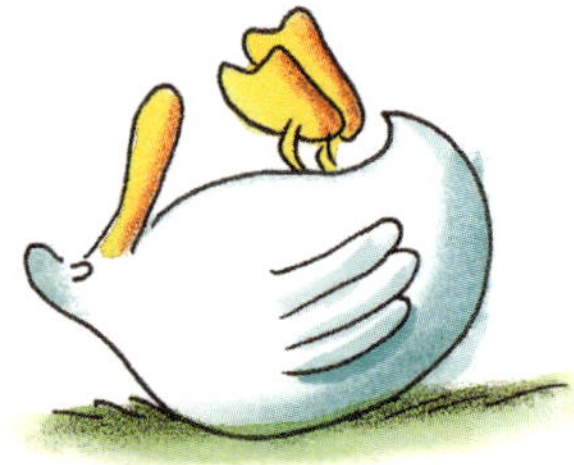

Die Gänsehaut spüren

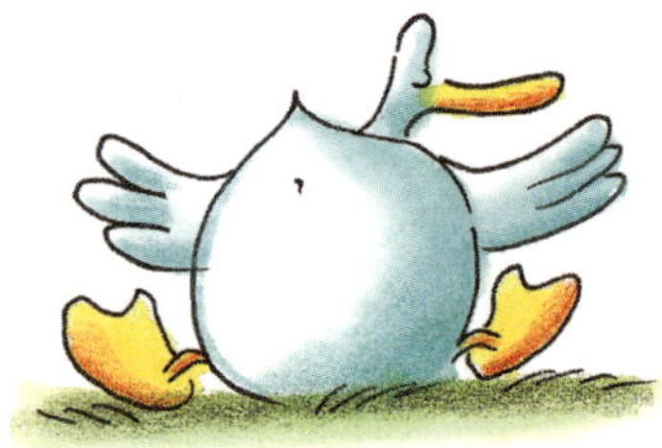

St. Martin vergessen

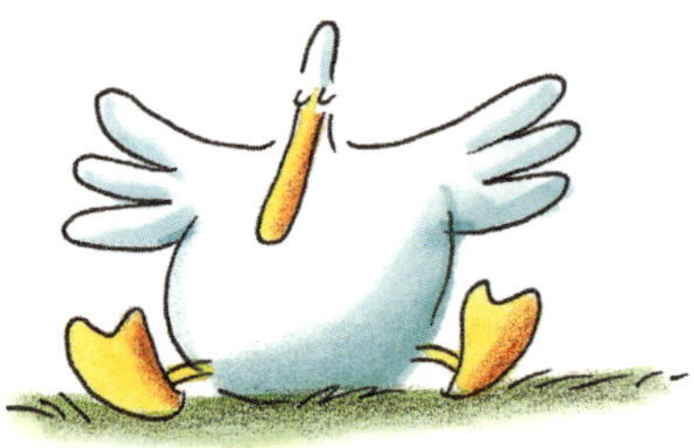

Das Federbett ausschütteln

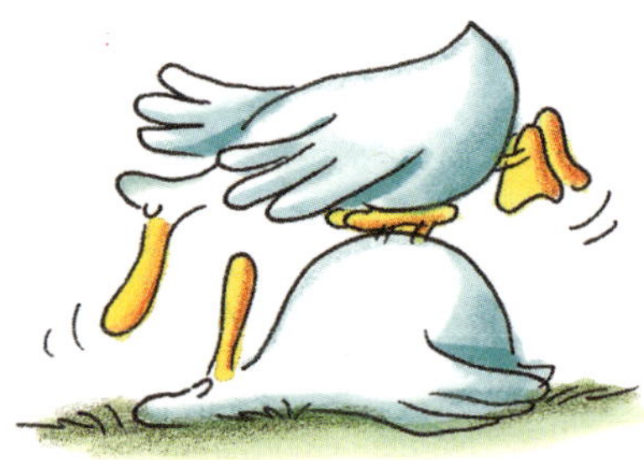

Der schwebende Albatross

Yoga für Giraffen

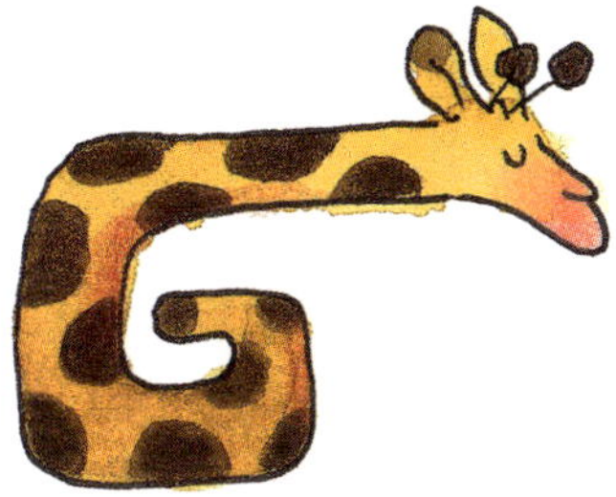

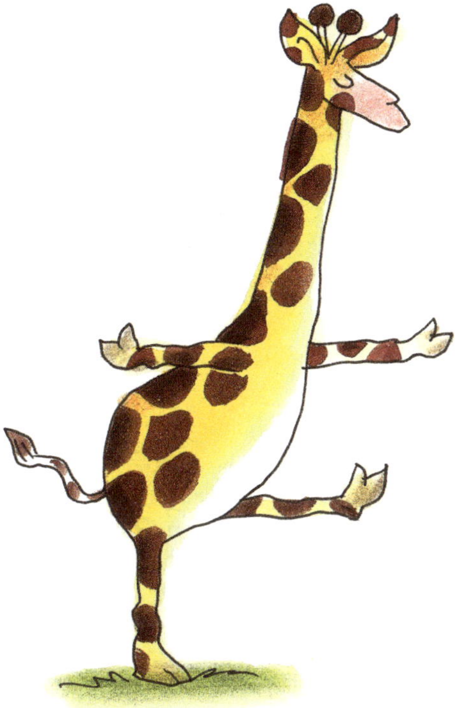

Den Überblick wahren

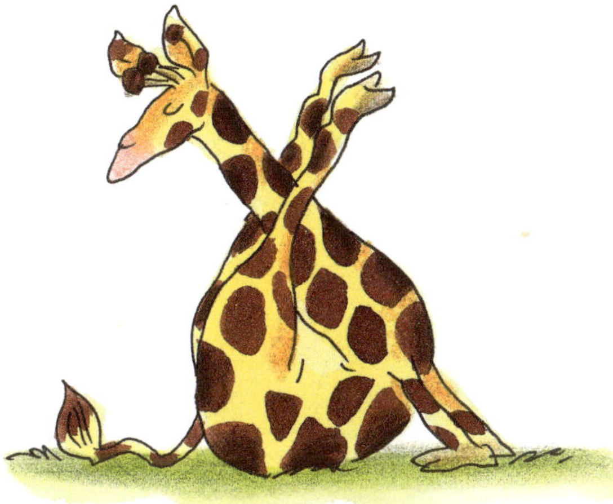

Die Heldin der Steppe

Die umgefallene Palme

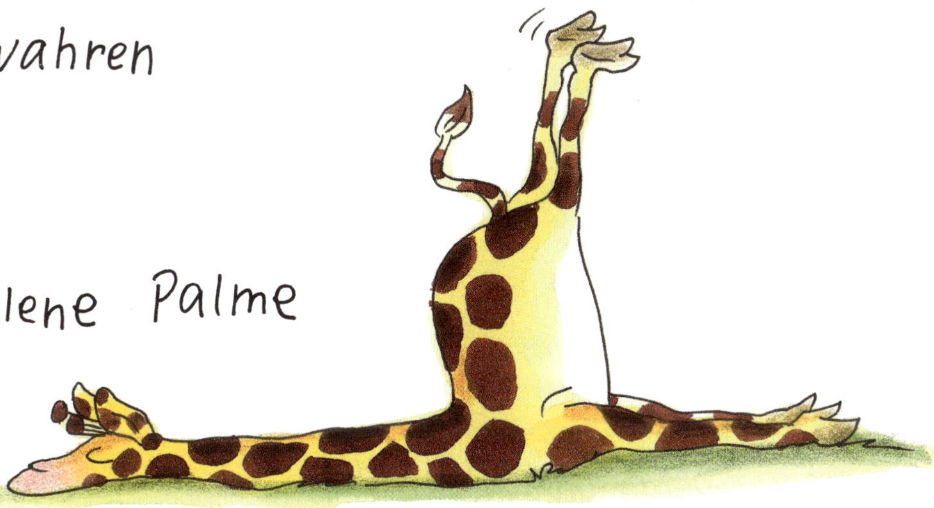

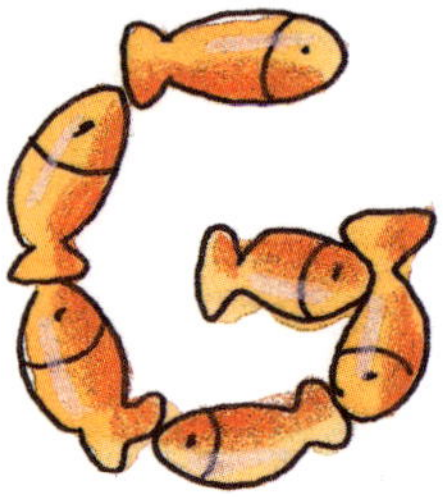

Yoga für Goldfische

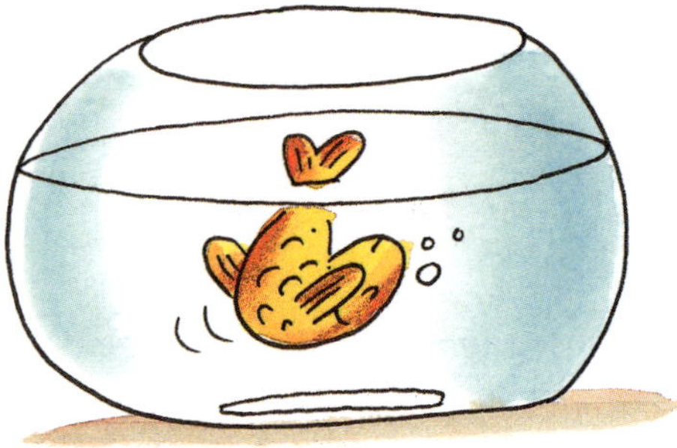

Wir spüren den Atem …

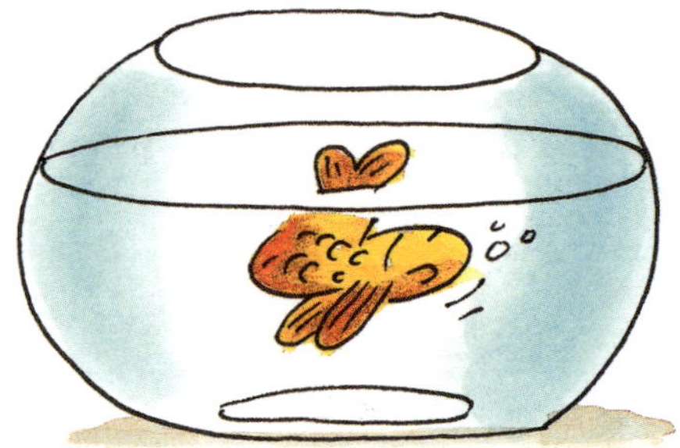

… lassen die Energie fließen …

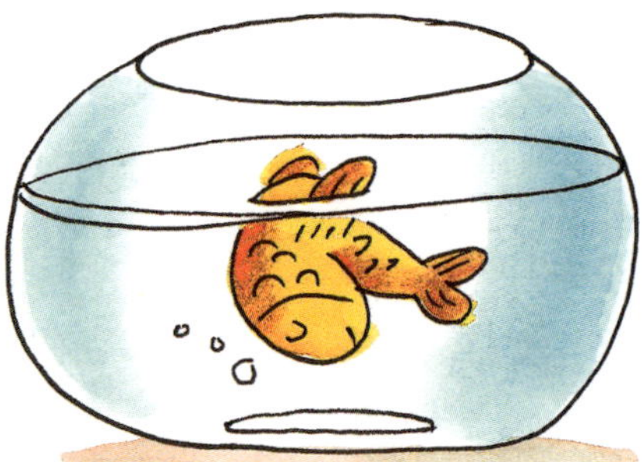

… fühlen die Weite …

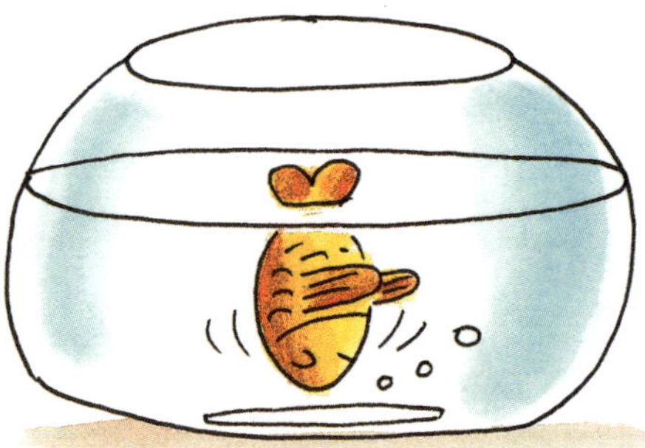

… und tauchen tief in die innere Ruhe.

Yoga für Heuschrecken

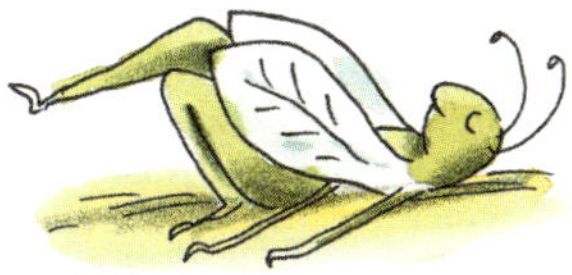

Den Schwarm erwarten

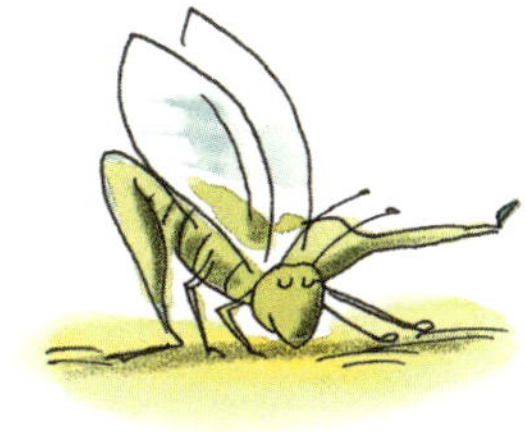

Der fallende Börsenkurs

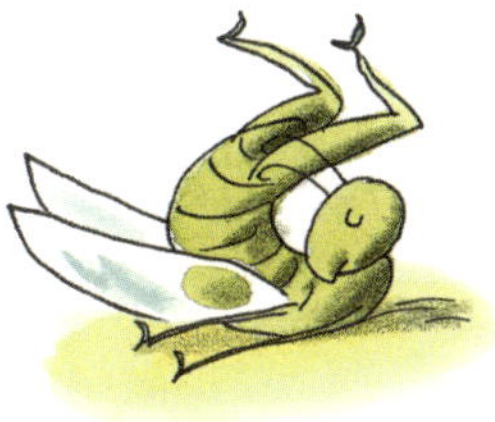

Der abgestürzte Börsianer

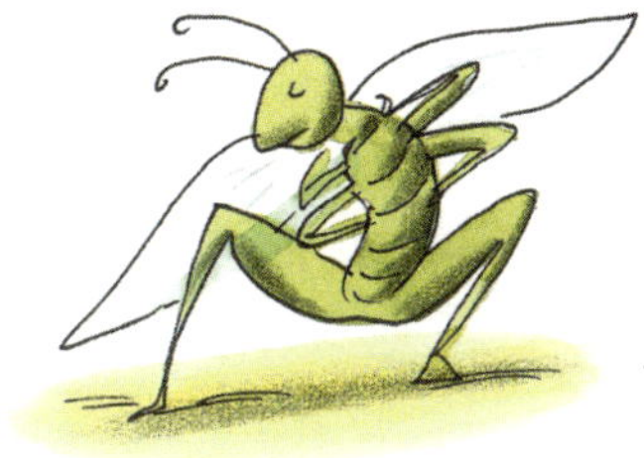

Der kleine Stehgeiger

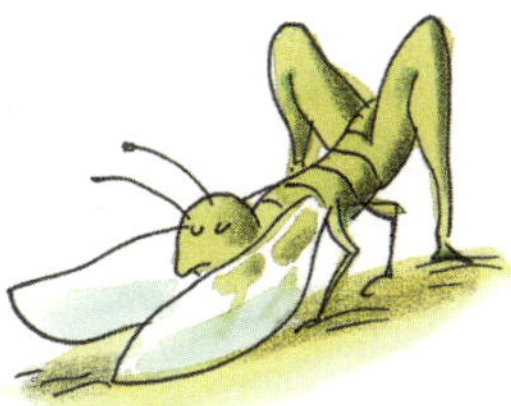

Die Gier mäßigen

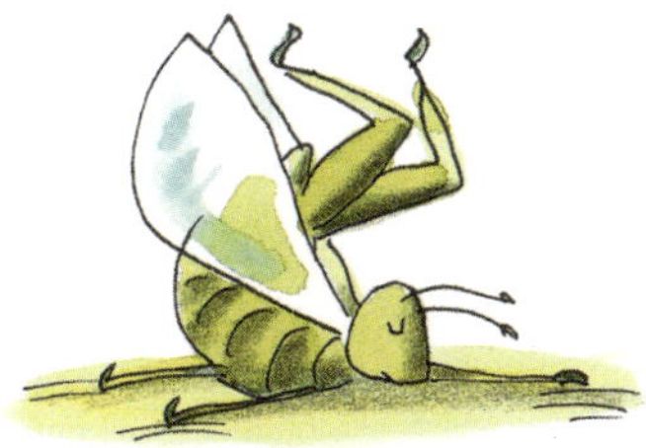

Die leergefressene Plantage

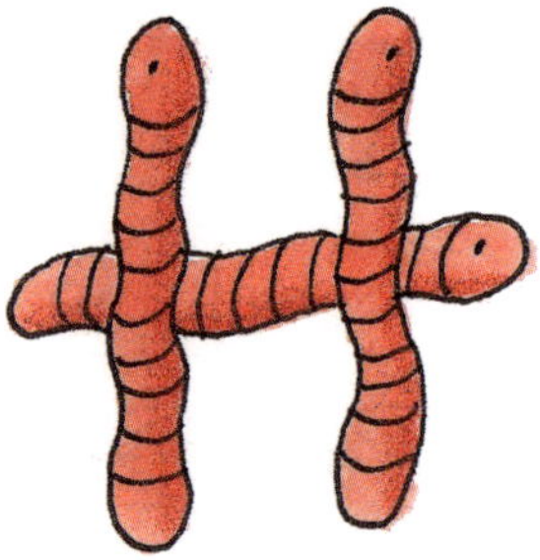

Yoga für Hühner

Das schwebende Suppenhuhn

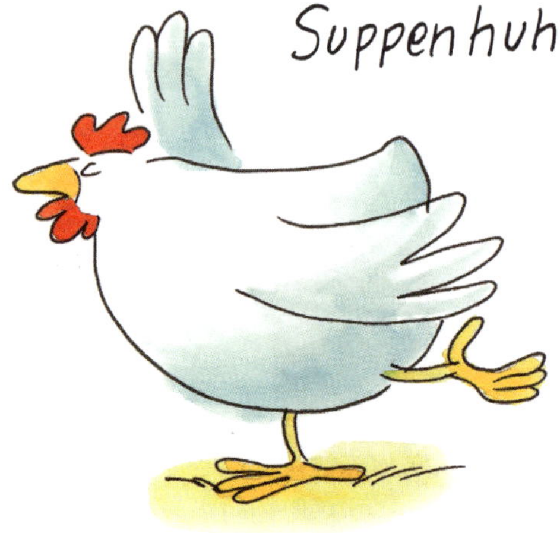

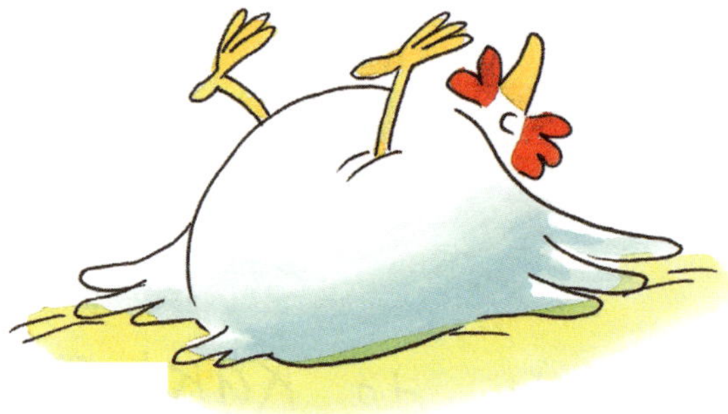

Der kleine Misthaufen

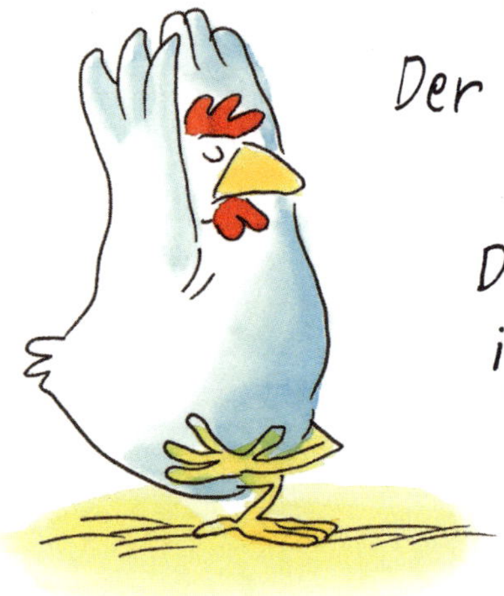

Den Hahn begrüßen

Den Hahn ignorieren

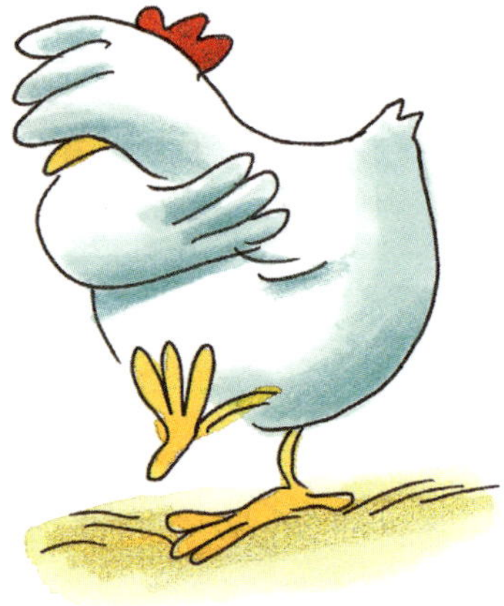

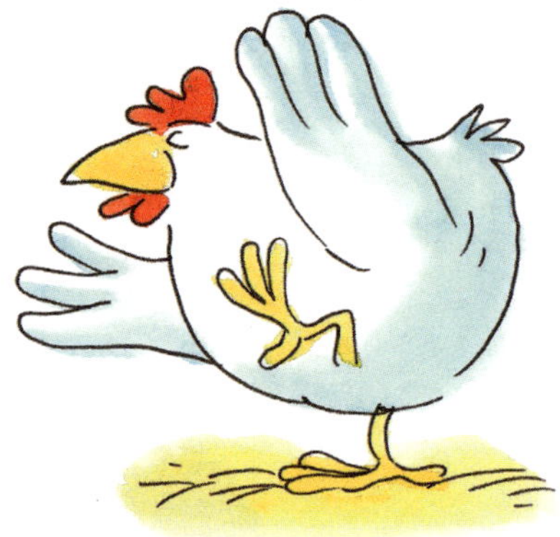

Die kurze Hühnerleiter

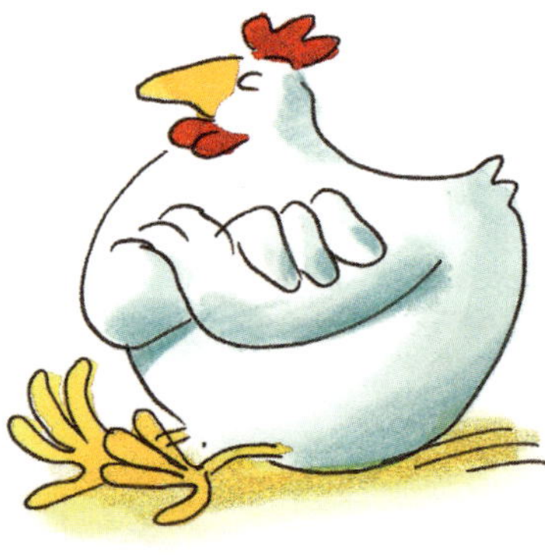

Der schnelle Brüter

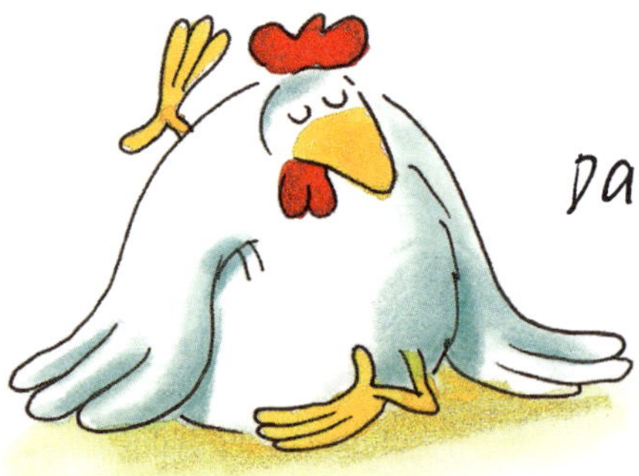

Das gerupfte Hühnchen

Yoga für Igel

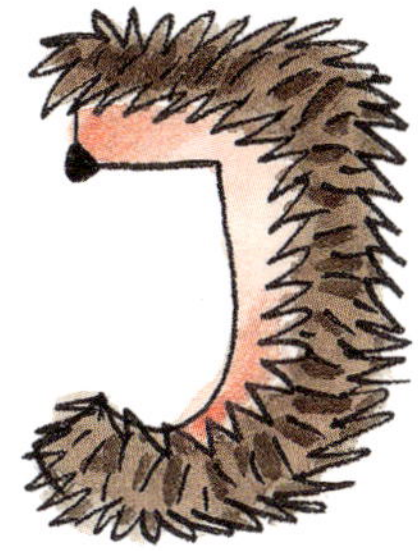

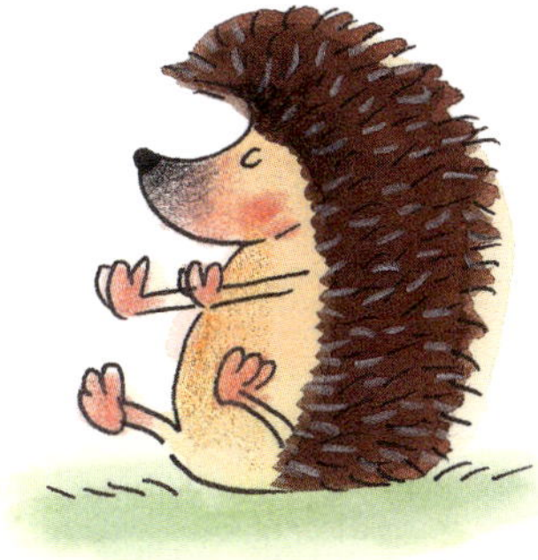

Der sitzende Kaktus

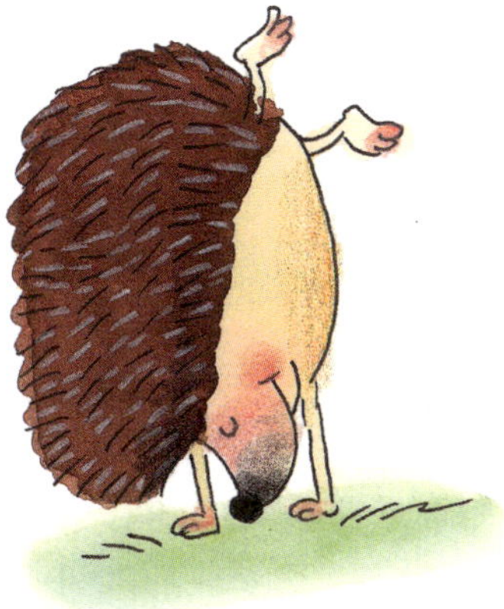

Der stehende Kaktus

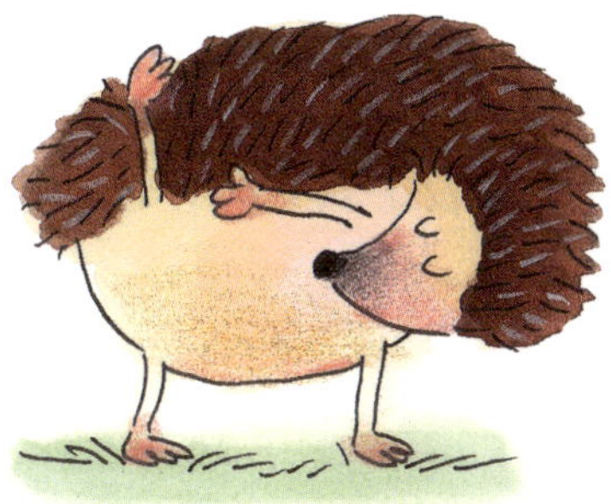

Der Gang über die Landstraße

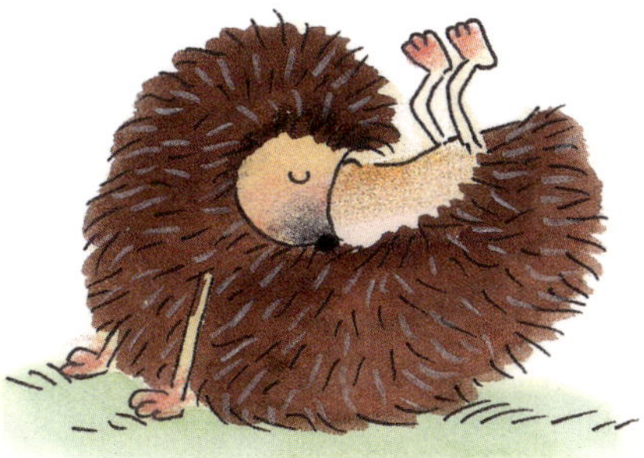

Sich dem Alltag öffnen

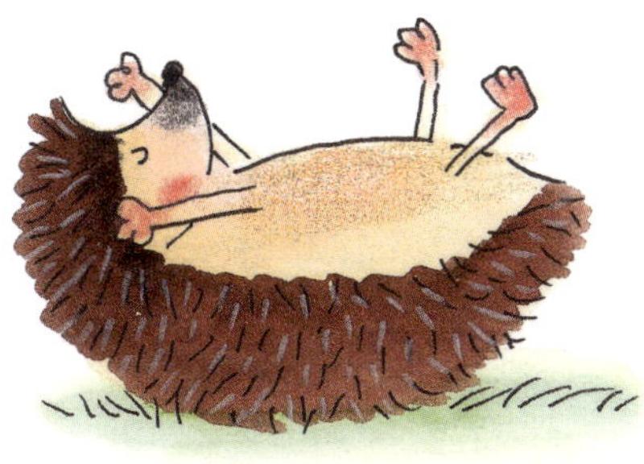

Die Verletzlichkeit zulassen

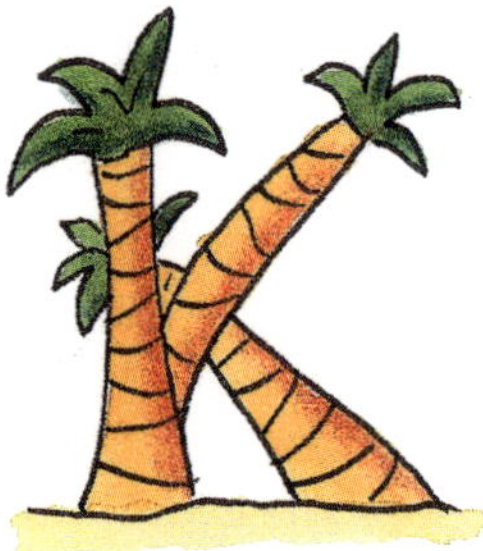

Yoga für Kamele

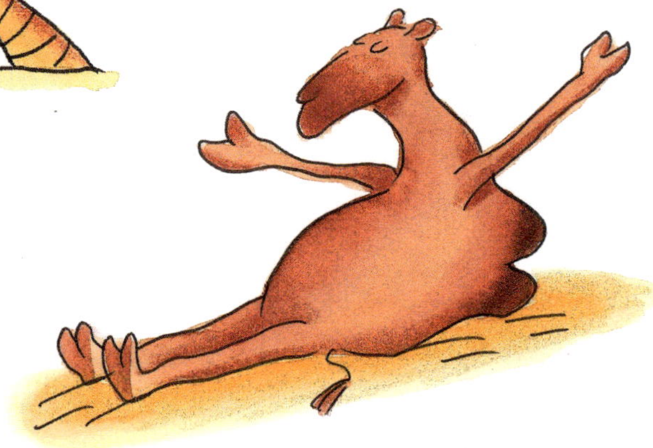

Die leere Kalebasse

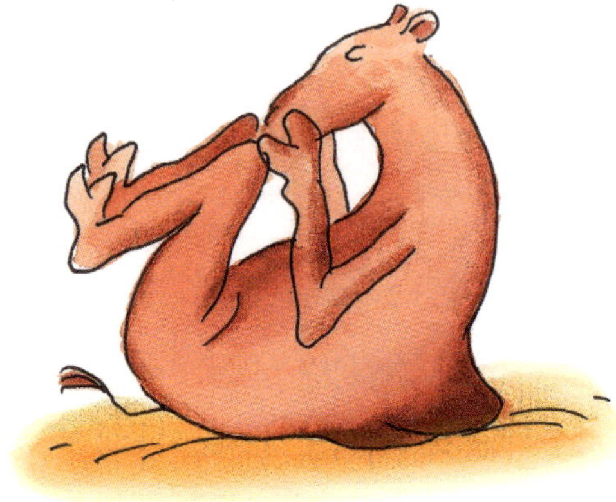

Die volle Kalebasse

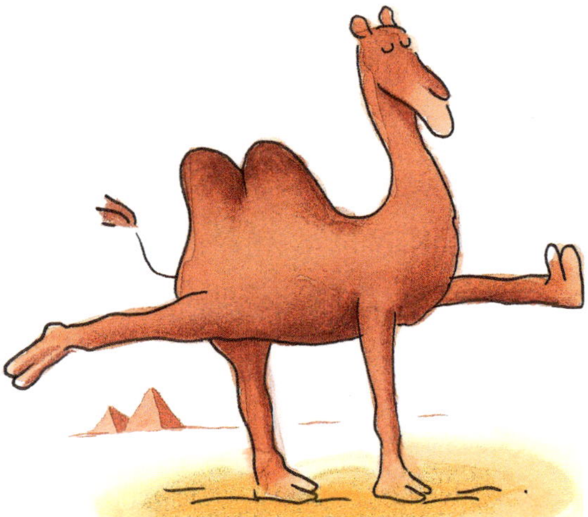

Die innere Oase finden

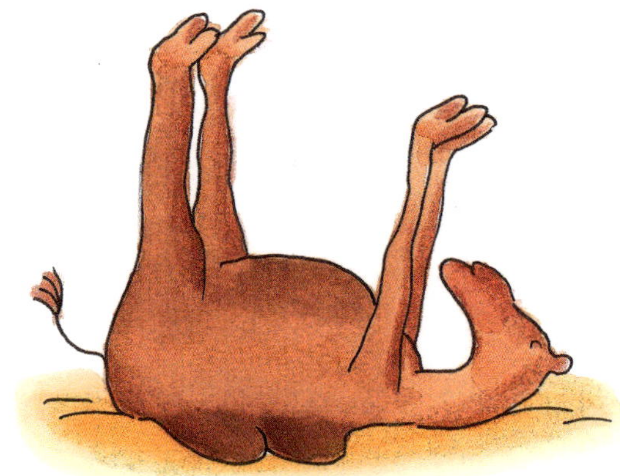

Der liegende Beduine

Yoga für Katzen

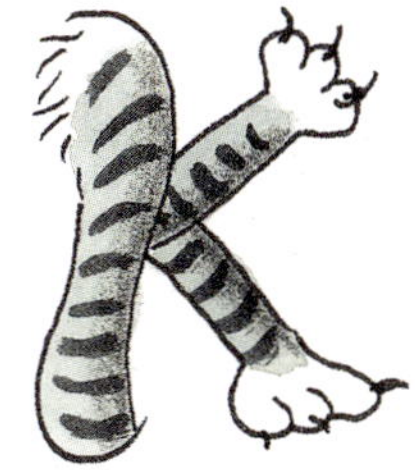

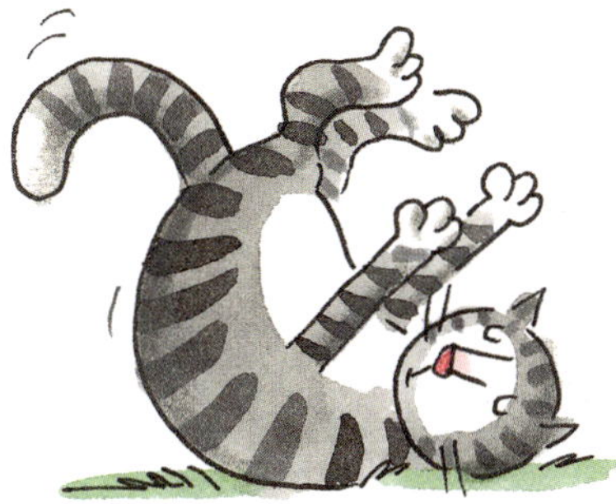

Der umgekippte
Futternapf

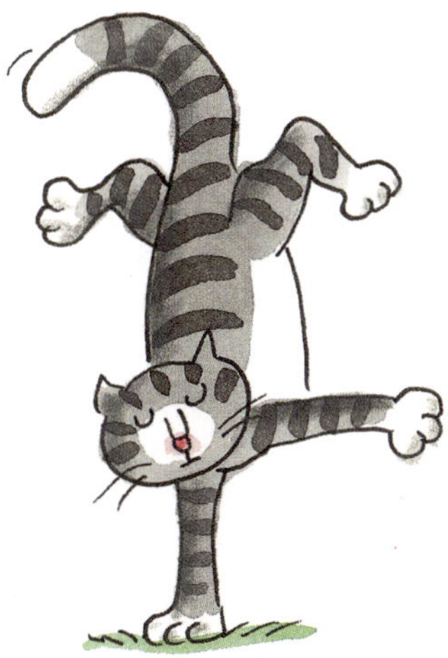

Die sieben Leben genießen

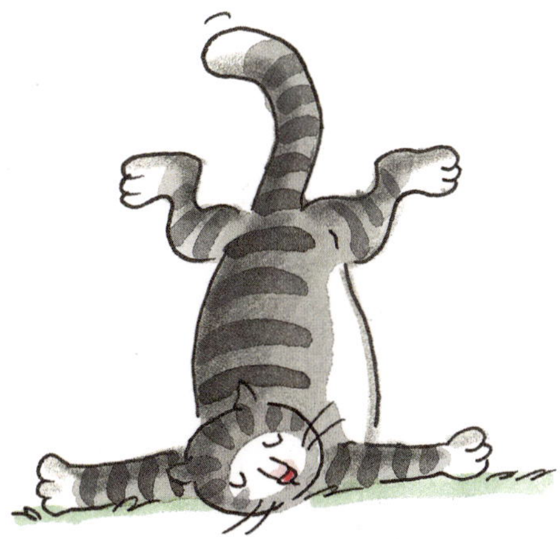

Den Tiger wecken

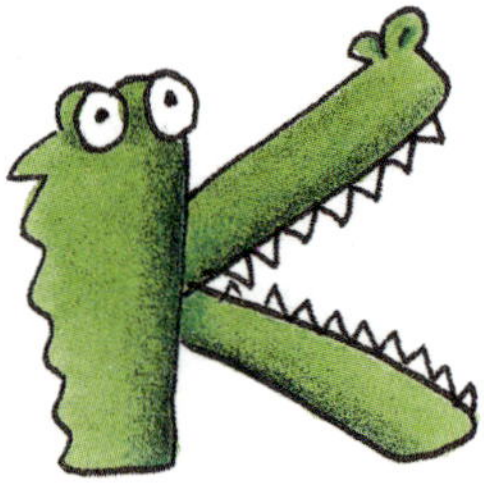

Yoga für Krokodile

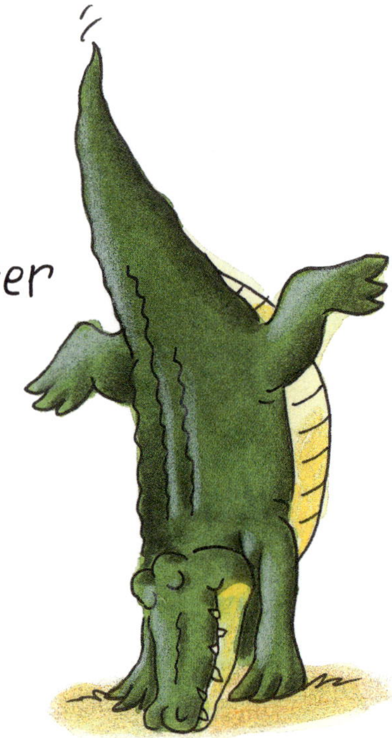

Den Sumpf hinter sich lassen

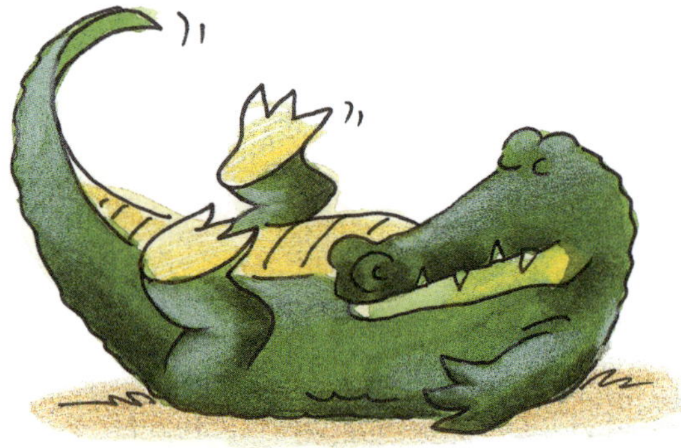

Das Alter genießen

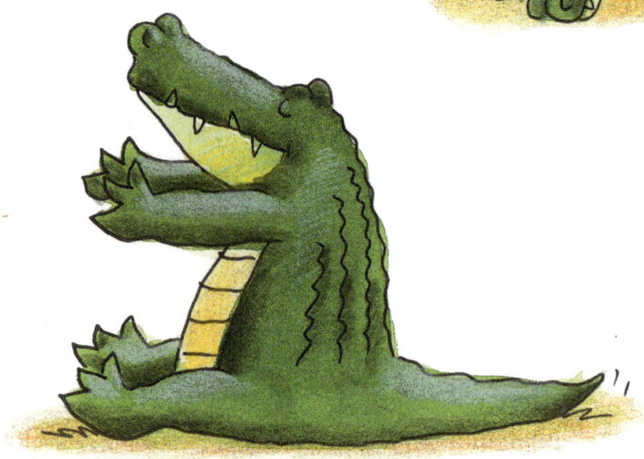

Die Handtasche ablehnen

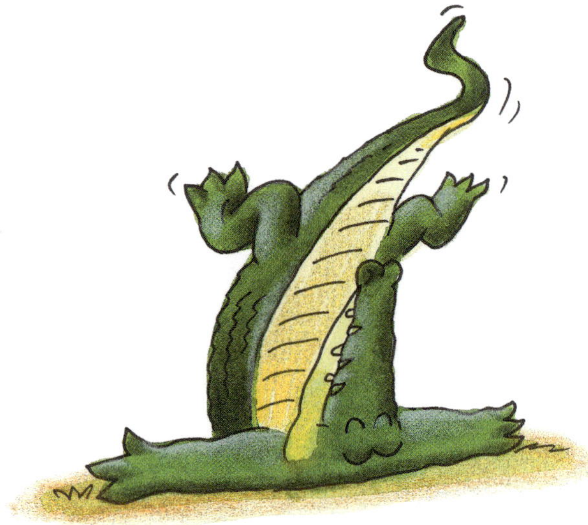

Den Panzer abstreifen

Yoga für Löwen

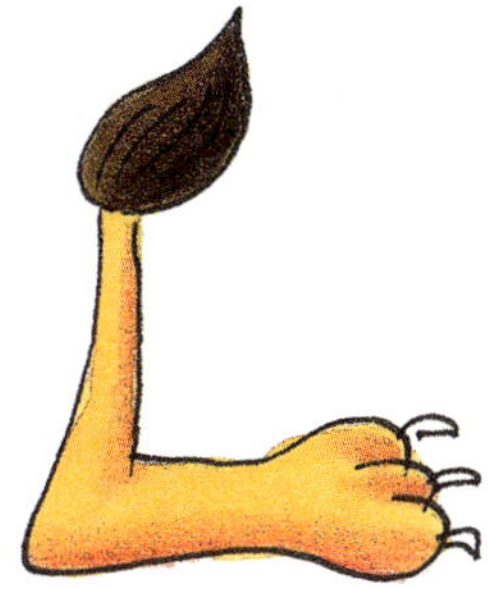

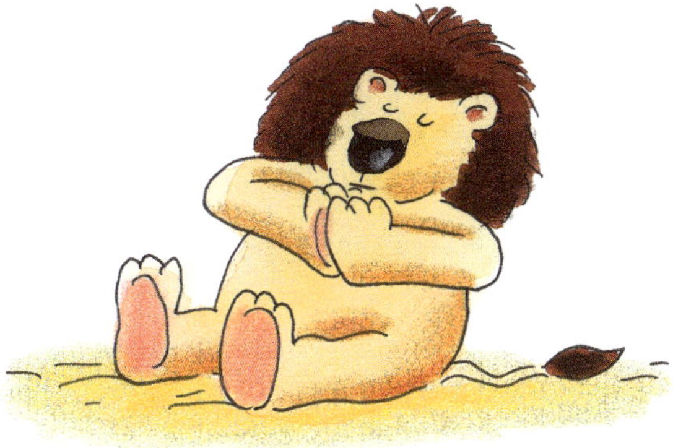

Die königliche Haltung

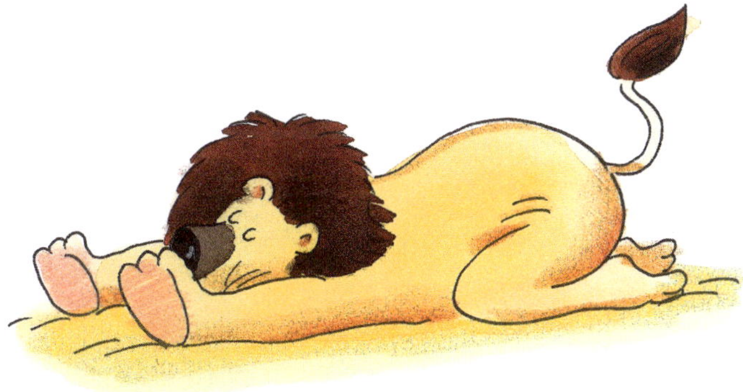

Die Wüste durchqueren

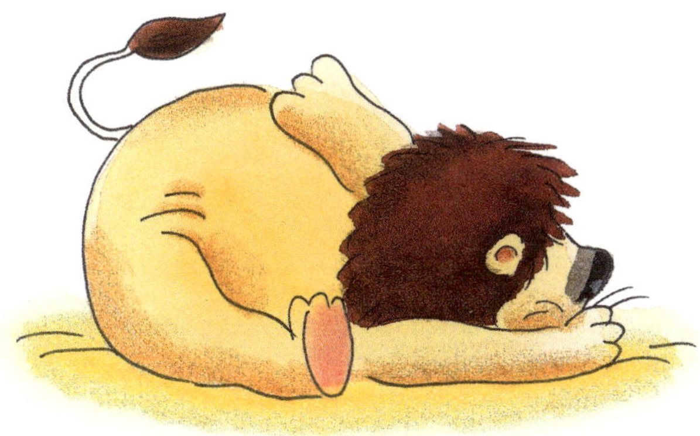

Die eigene Schwäche zulassen

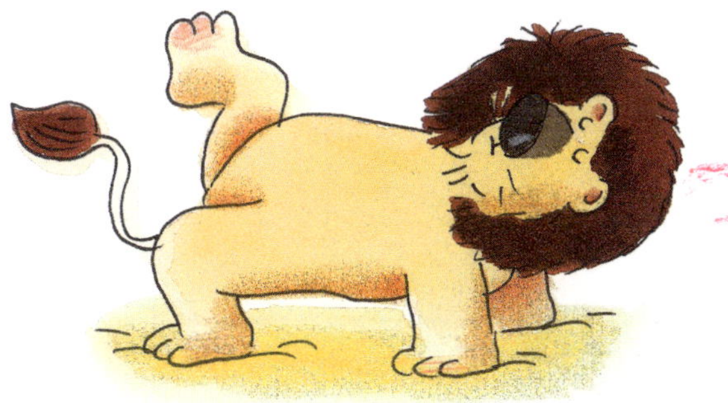

Der kleine Baulöwe

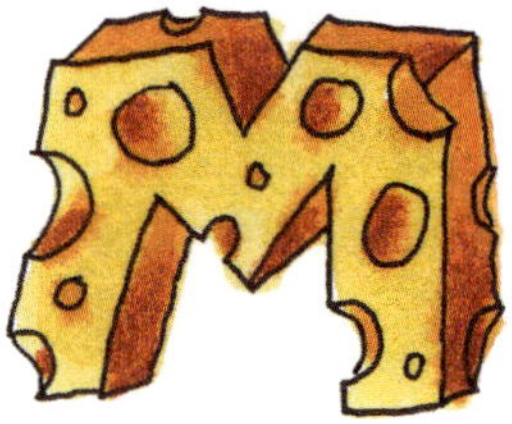

Yoga für Mäuse

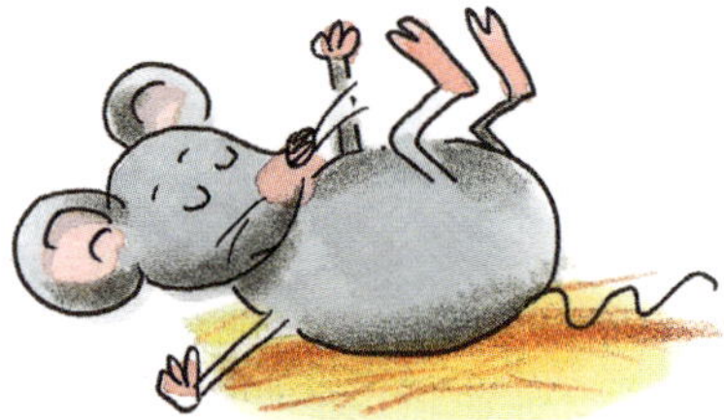

Die offene Mausefalle

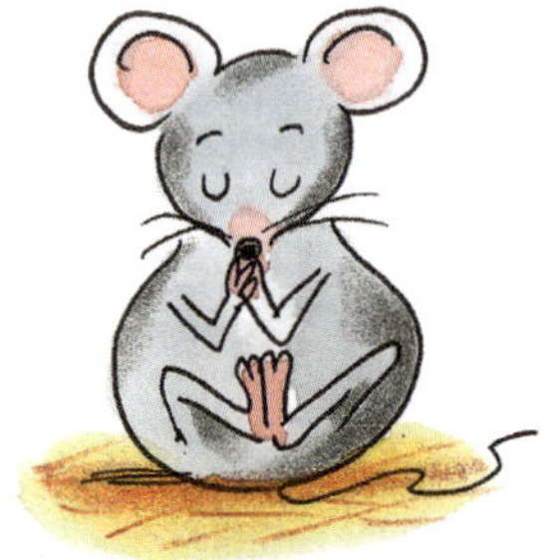

Die geschlossene Mausefalle

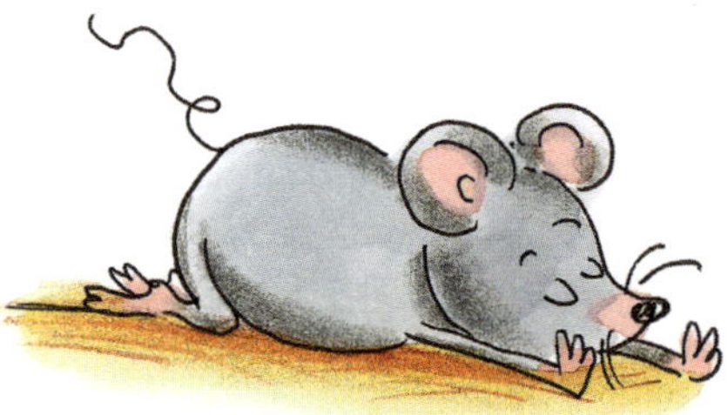

Seinen Weg finden

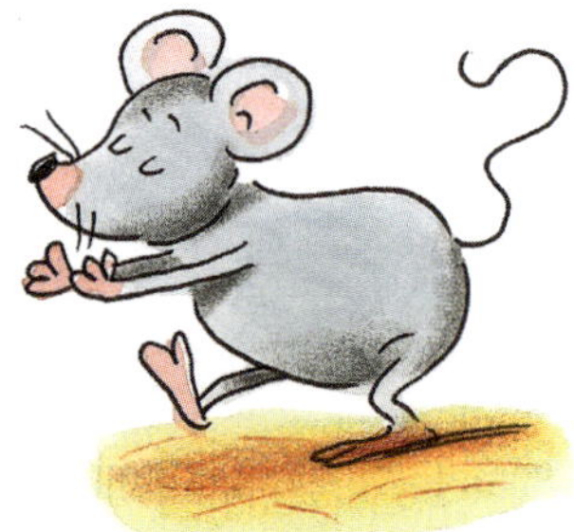

Dem käse nachspüren

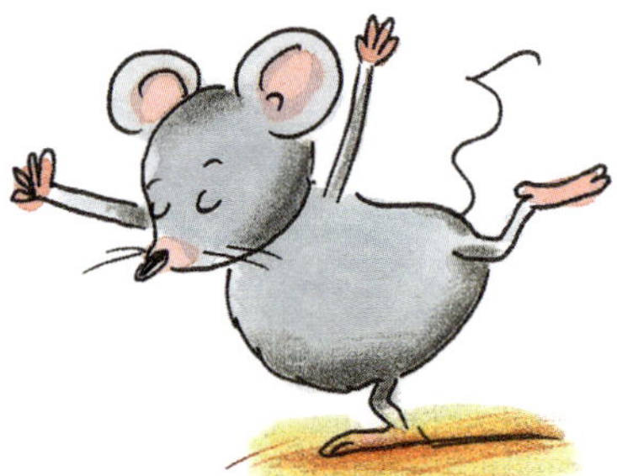

Die eigene Größe erkennen

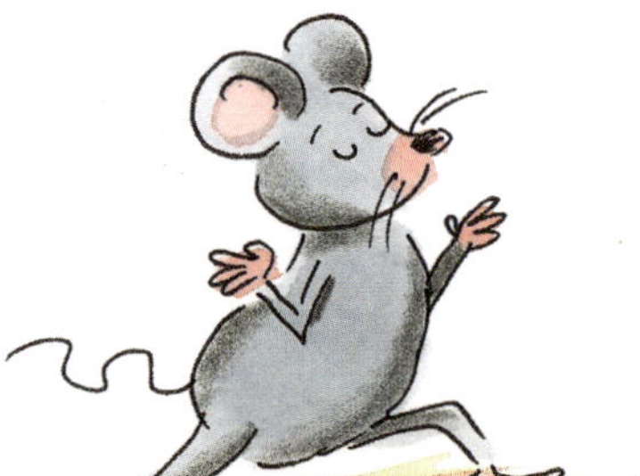

Die Katze ignorieren

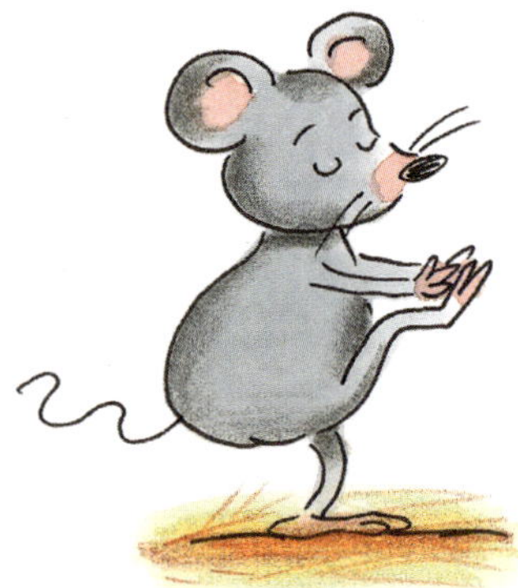

Die angebissene Speckschwarte

Yoga für Maulwürfe

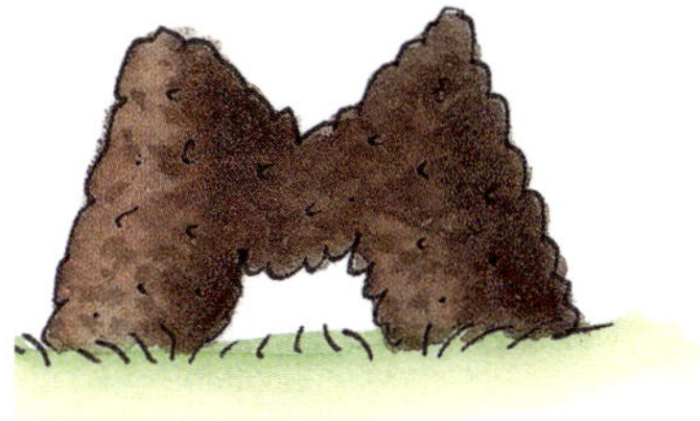

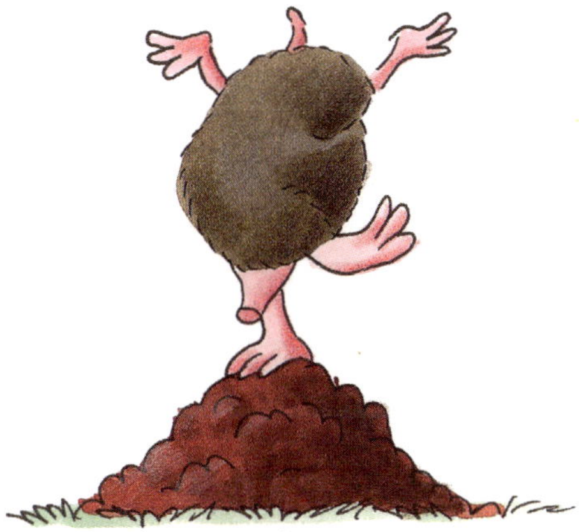

Mit der Erde eins sein

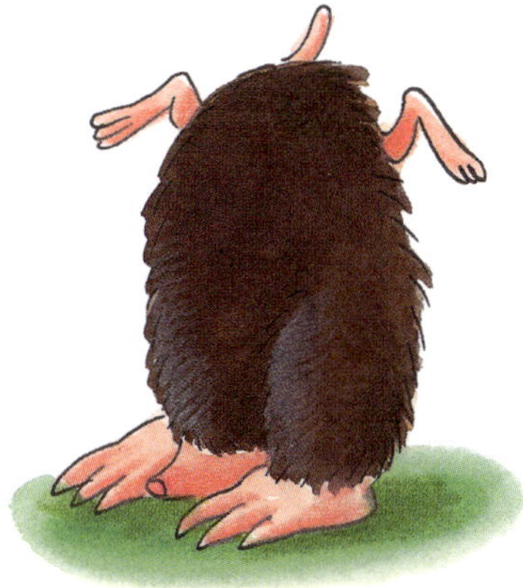

Das Dunkel durchdringen

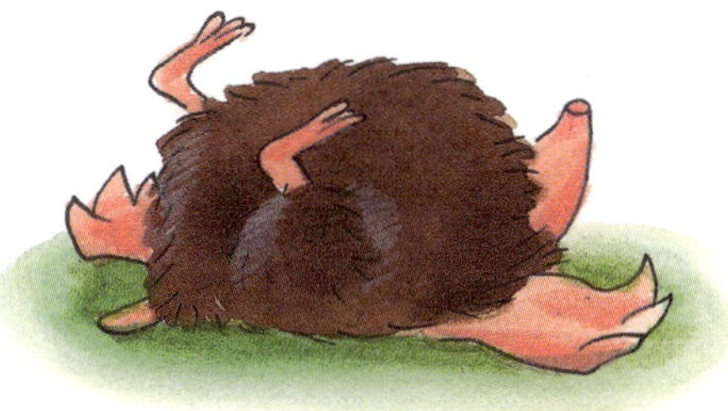

Die Arbeit hinter sich lassen

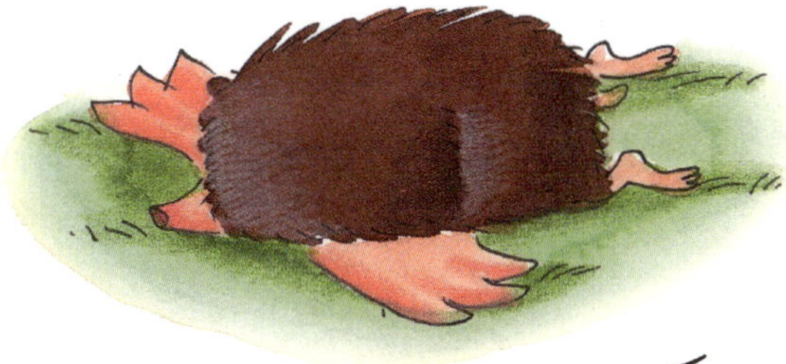

Der Gang durch den Tunnel

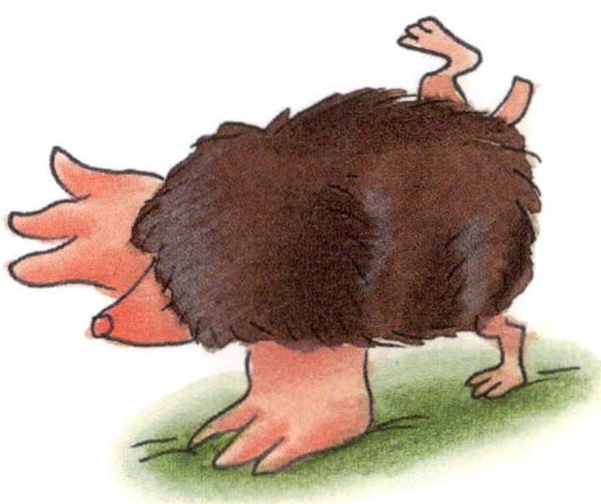

Der freundliche Gärtner

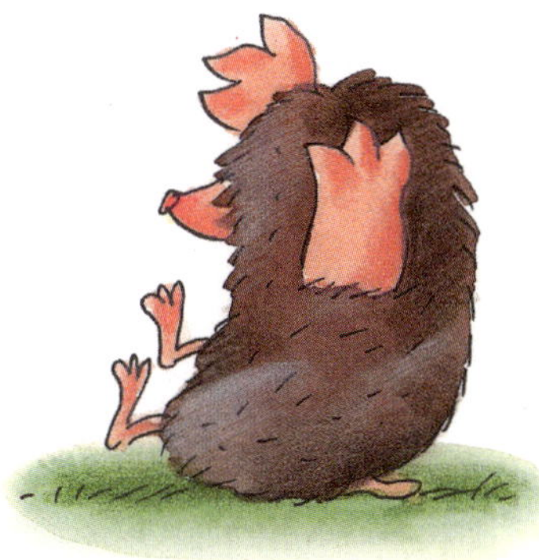

Der ärgerliche Gärtner

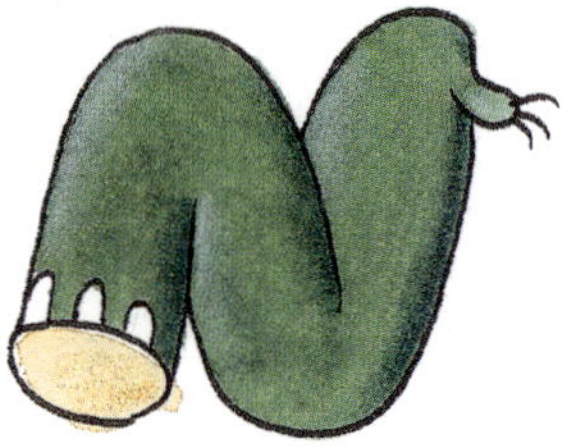

Yoga für Nilpferde

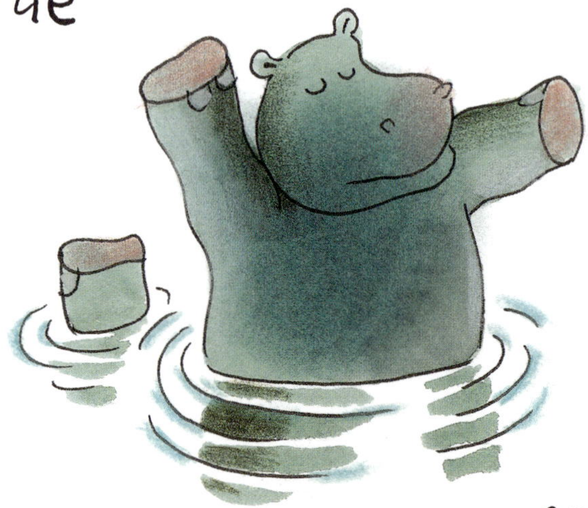

Die kleine Nilkreuzfahrt

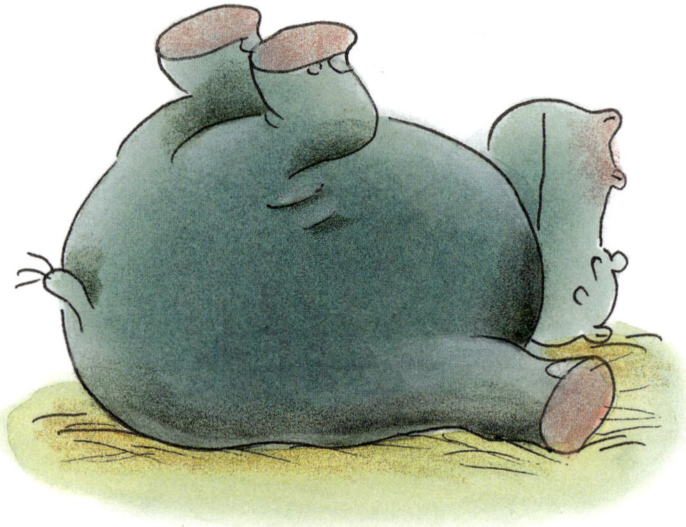

Den eigenen Körper annehmen

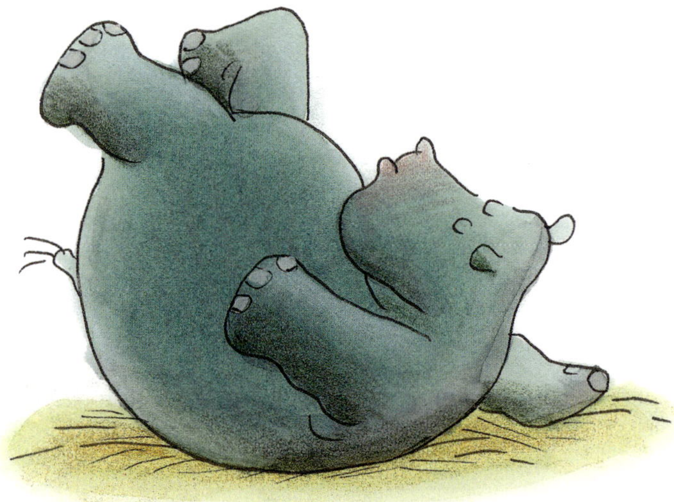

Die Leichtigkeit entdecken

Yoga für Nashörner

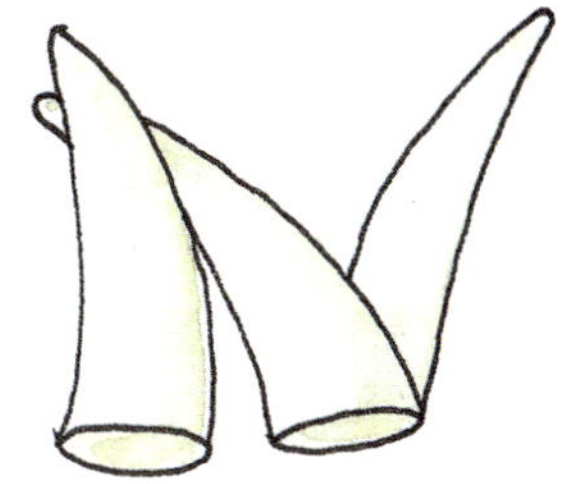

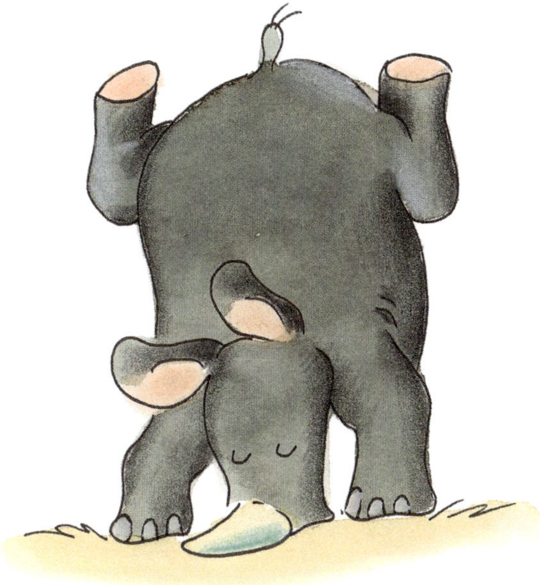

Sich in die Steppe öffnen

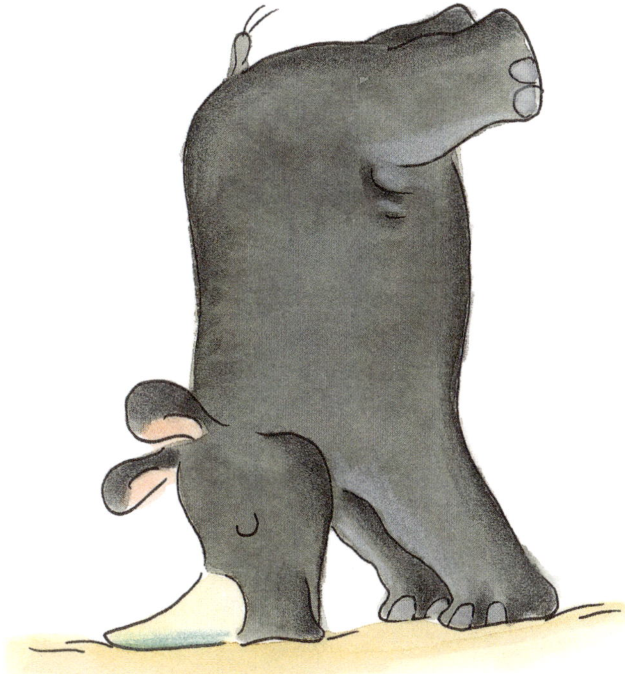

Die Schwerkraft aufheben

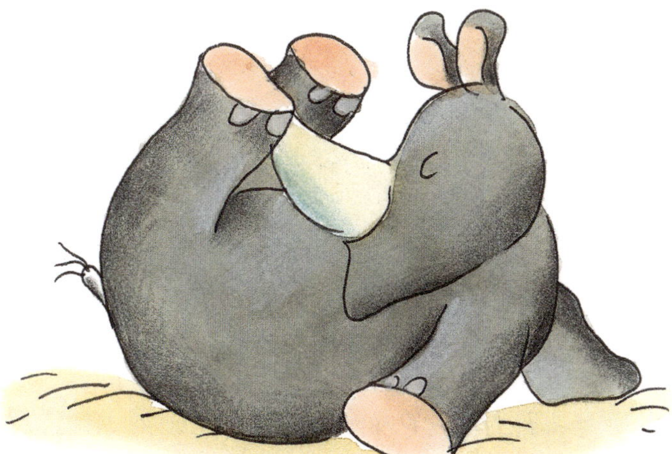

Der eigenen Nase vertrauen

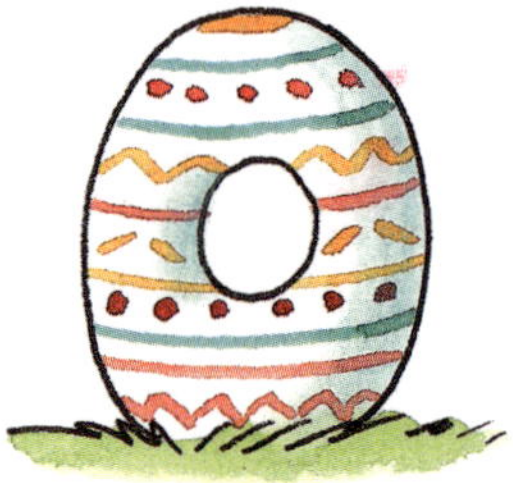

Yoga für Osterhasen

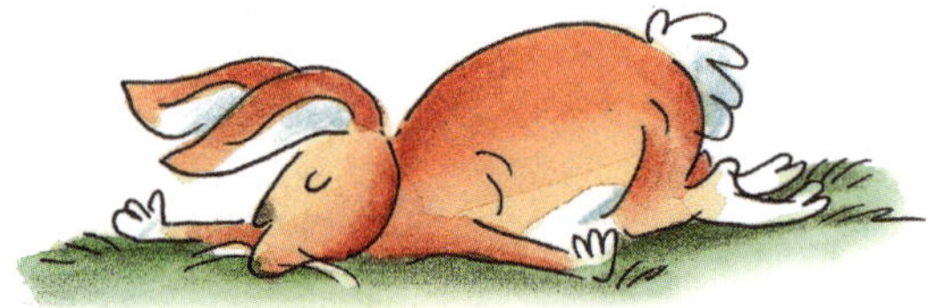

Das Osterei suchen

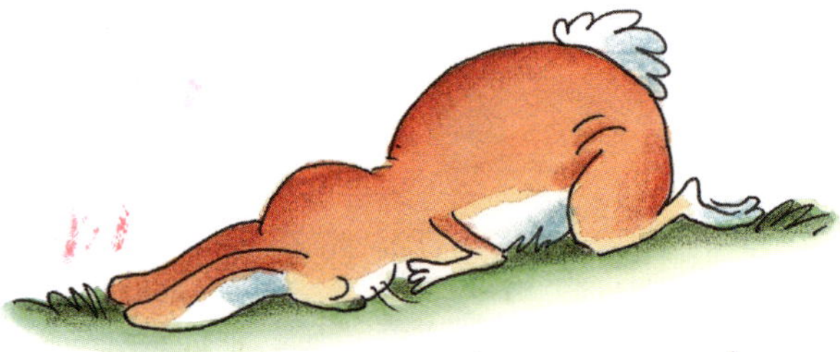

Das versteckte Osterei

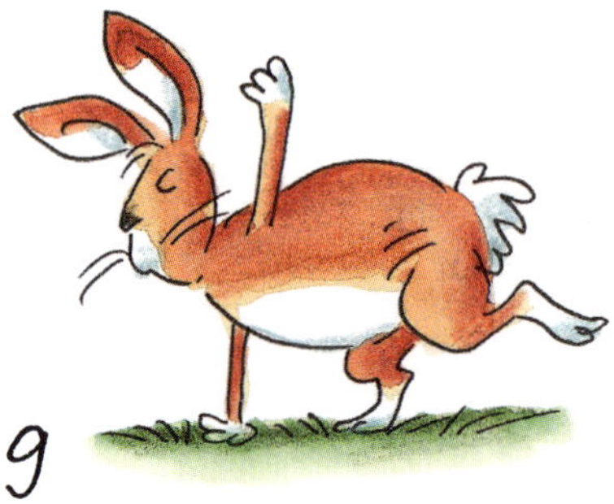

Der kleine Osterspaziergang

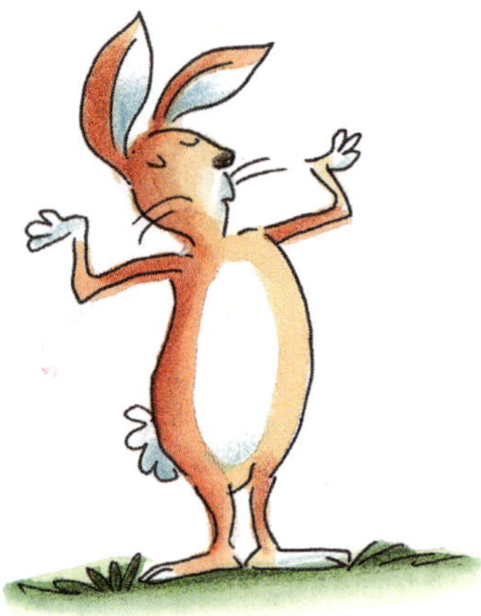

Die brennende Osterkerze

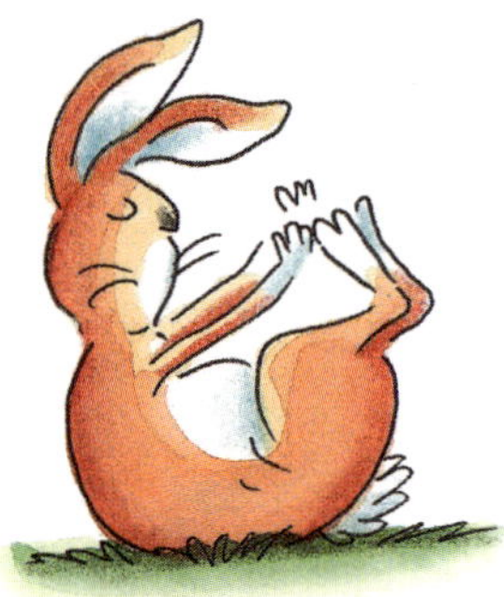

Die abgebrannte Osterkerze

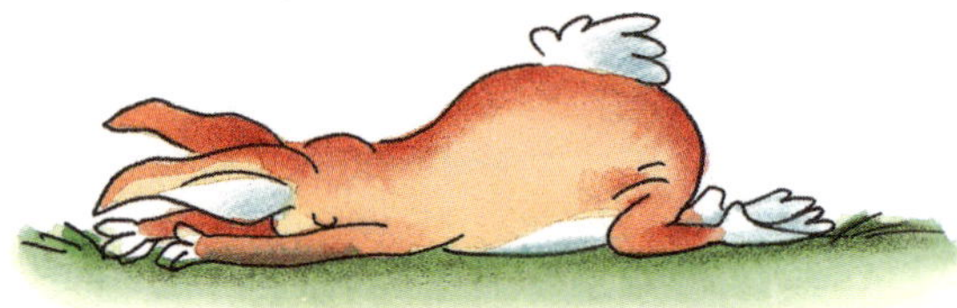

Die umgefallene Osterkerze

Yoga für Pferde

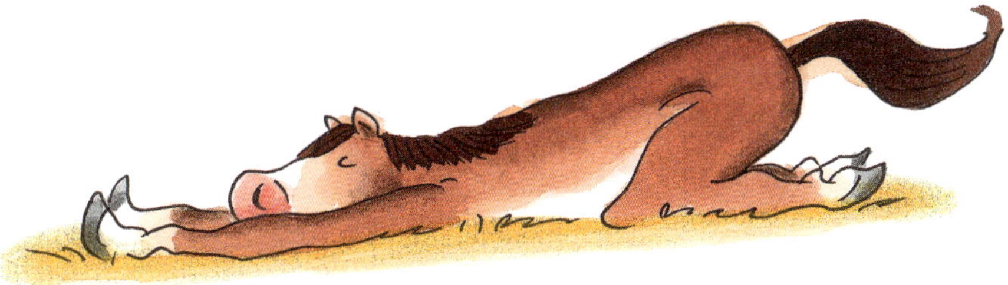

Der liegende Strohsack

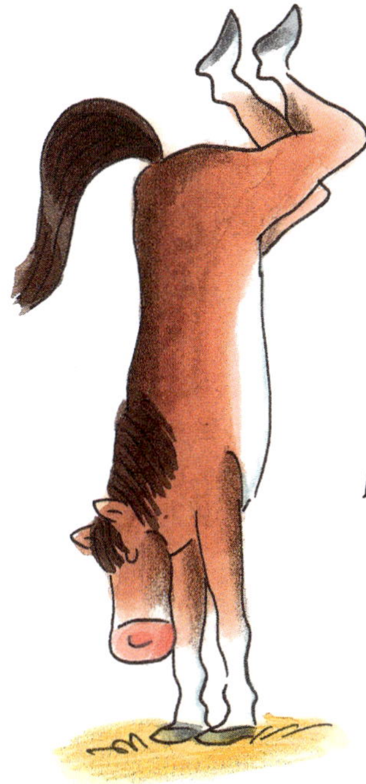

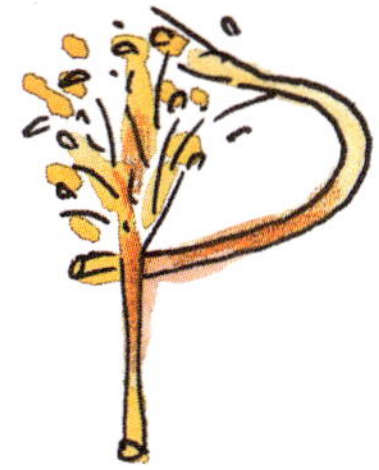

Der stehende Strohsack

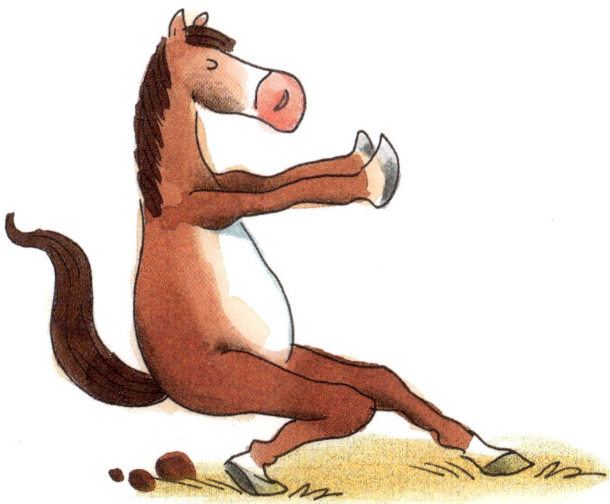

Den Sattel ablehnen

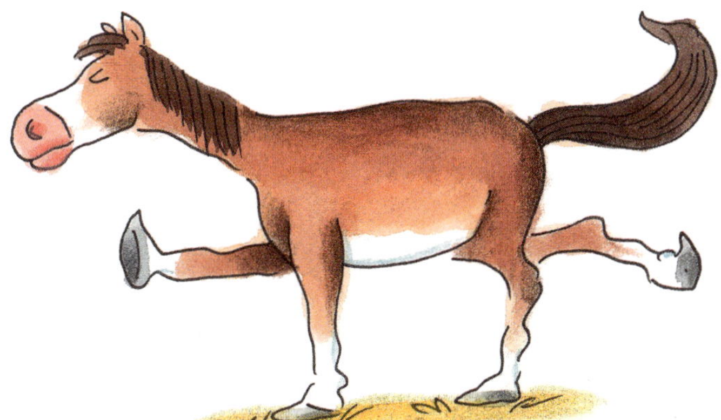

Den Schmied grüßen

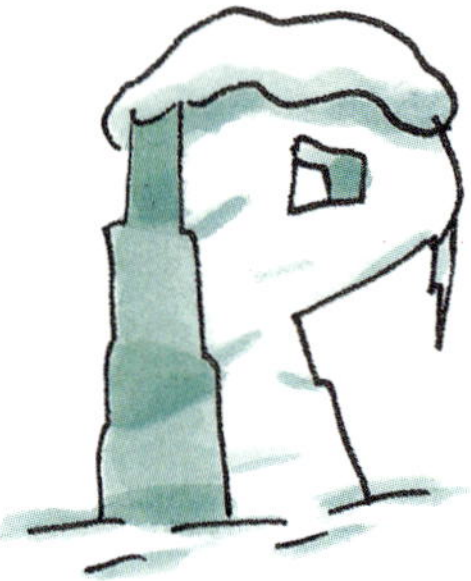

Yoga für Pinguine

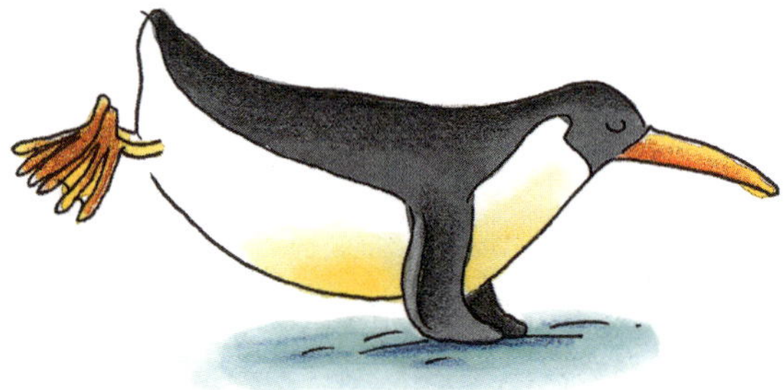

Das Fliegen lernen

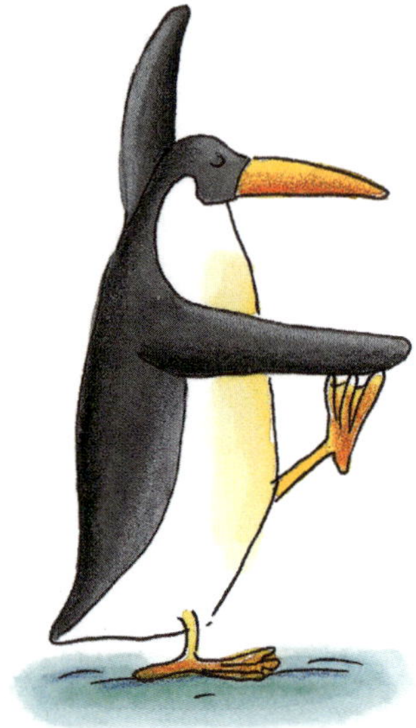

Die Sonne grüßen

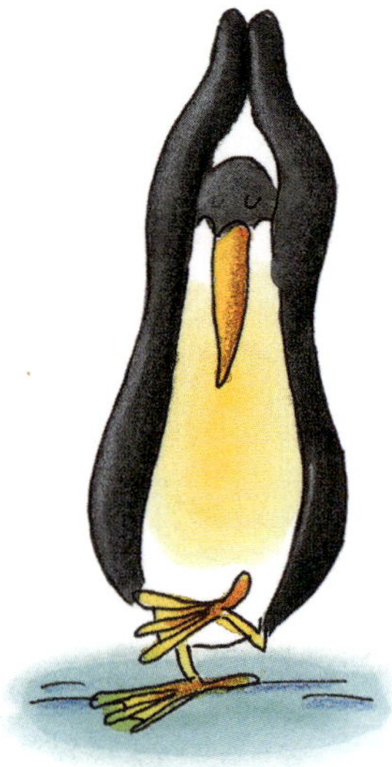

Die stehende Wärmflasche

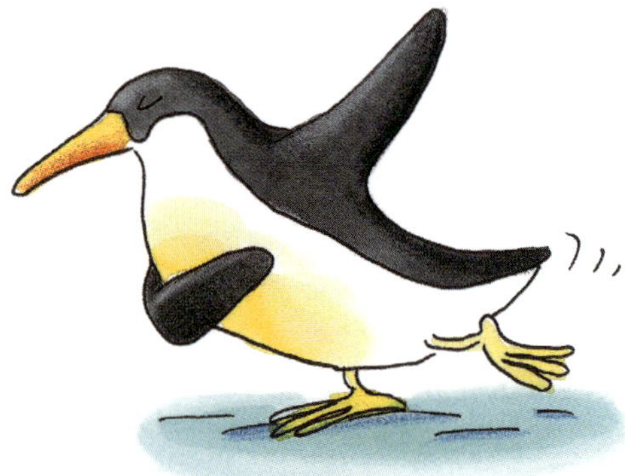

Der schmelzende Eisberg

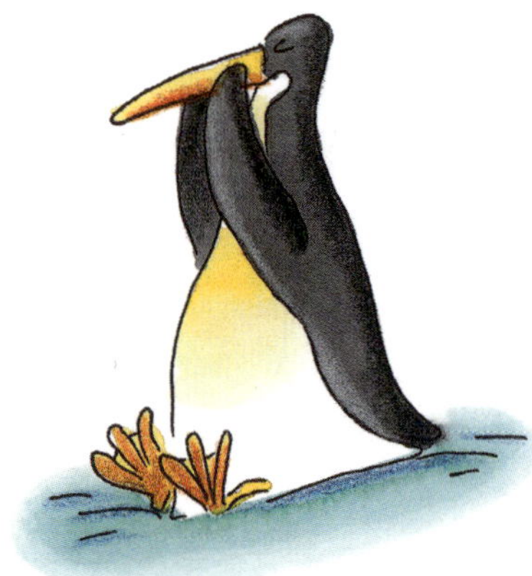

Den Schnabel halten

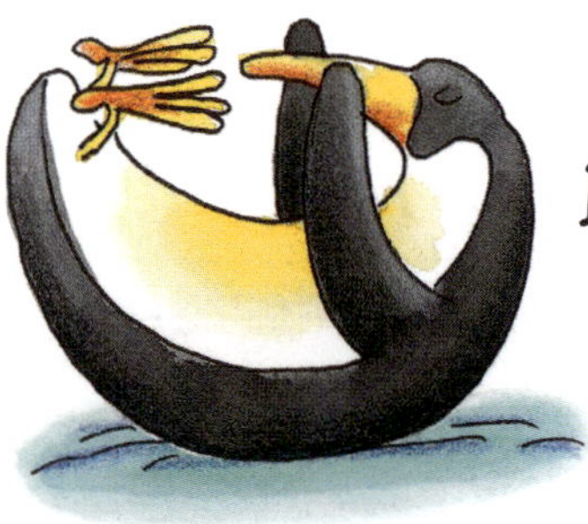

Die abgebrochene Eisscholle

Yoga für Robben

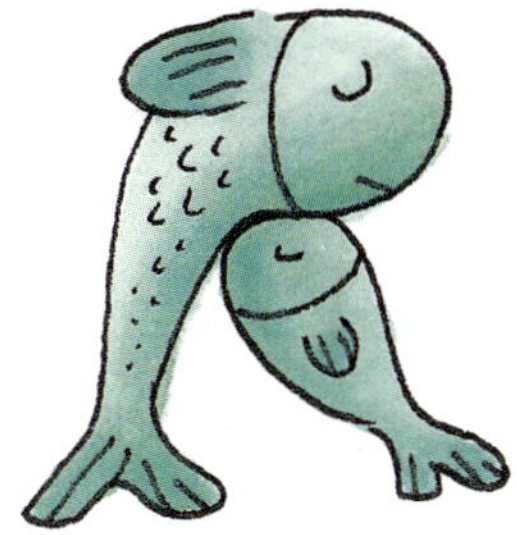

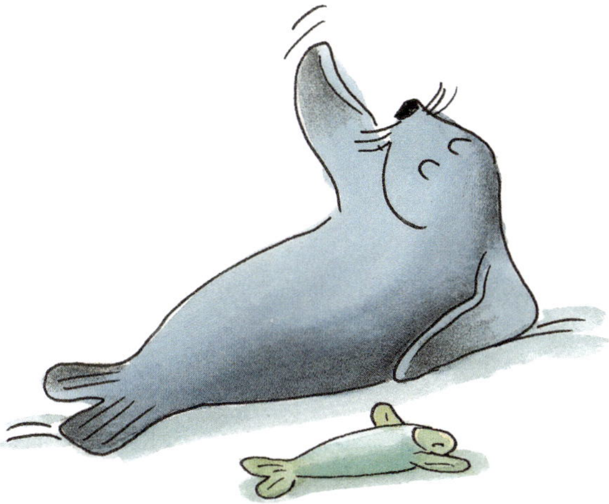

Der liegende Hering

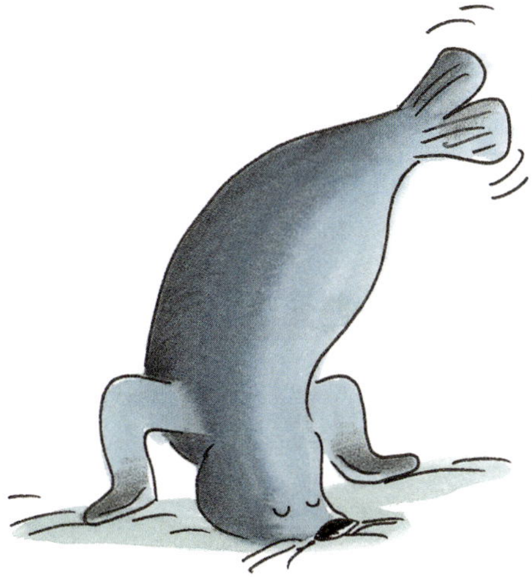

Der stehende Hering

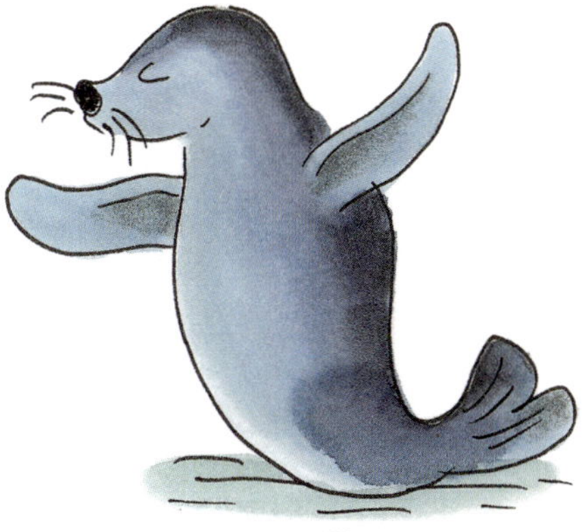

Den Eskimo grüßen

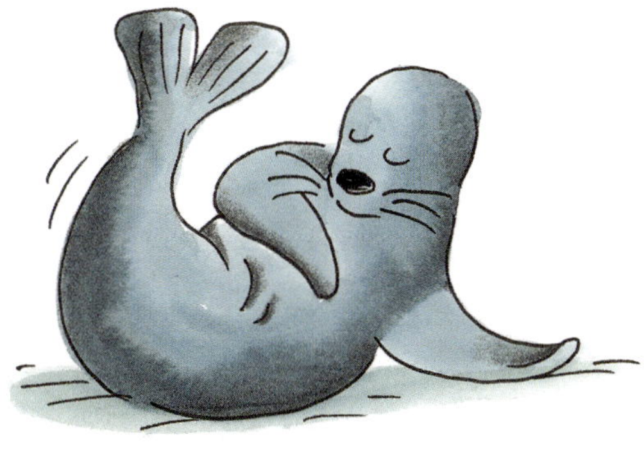

Das Eis zum Schmelzen bringen

S

Yoga für Schildkröten

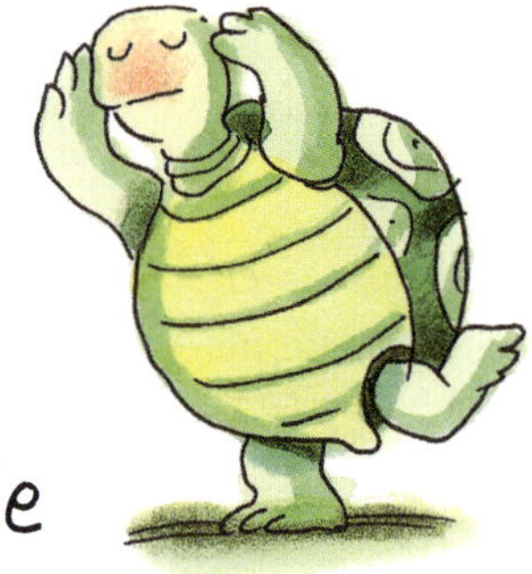

Die große Sumpfblüte

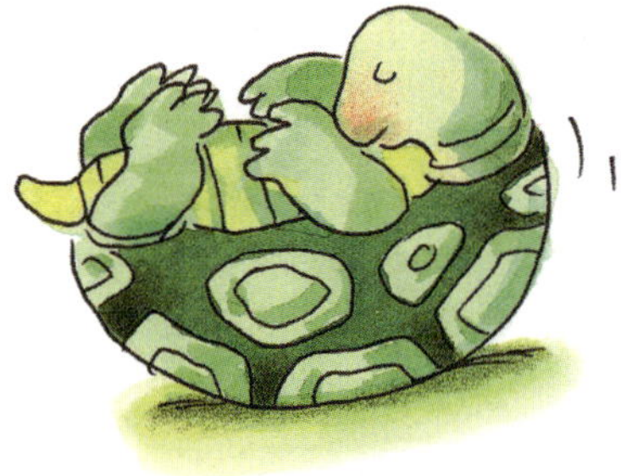

Die kleine Suppentasse

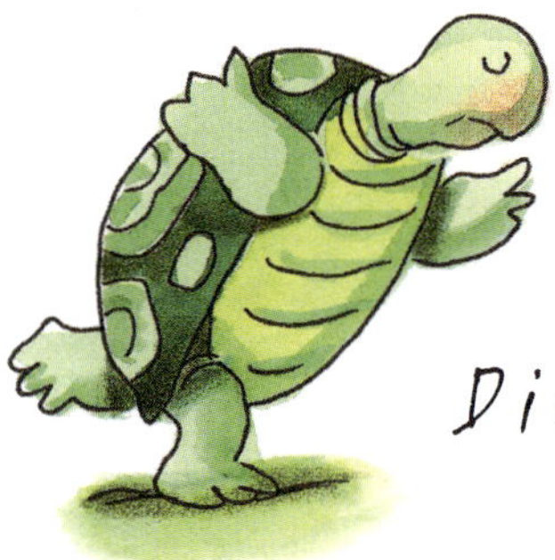

Die eigene Schönheit erkennen

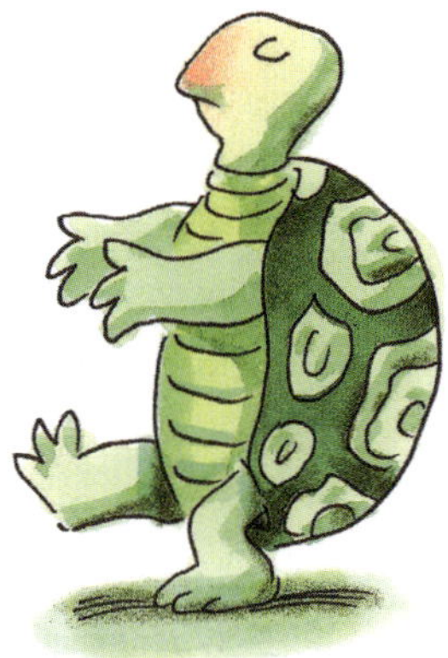

Den Sumpf hinter sich lassen

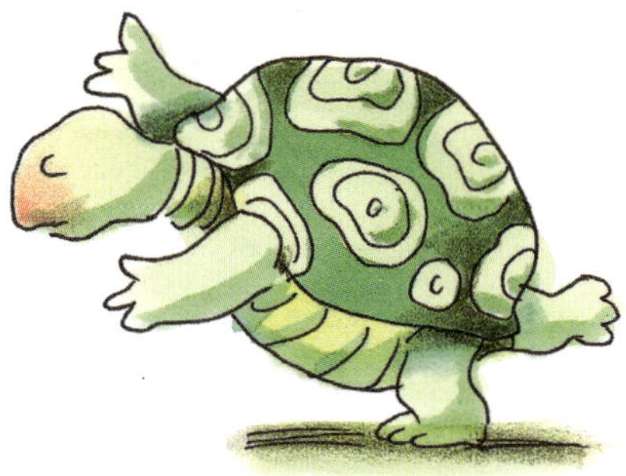

Die innere Dynamik spüren

Yoga für Schweine

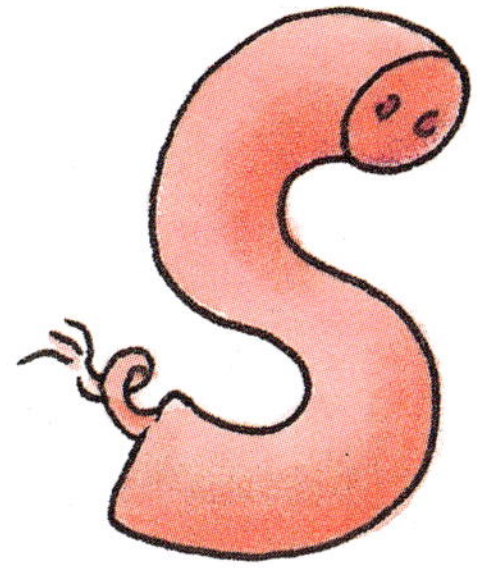

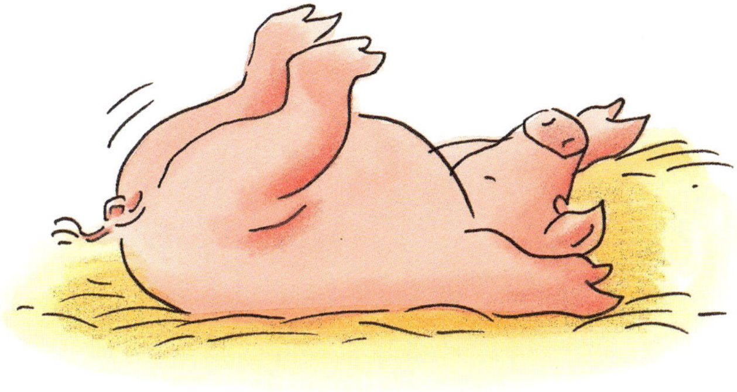

Das Glück annehmen

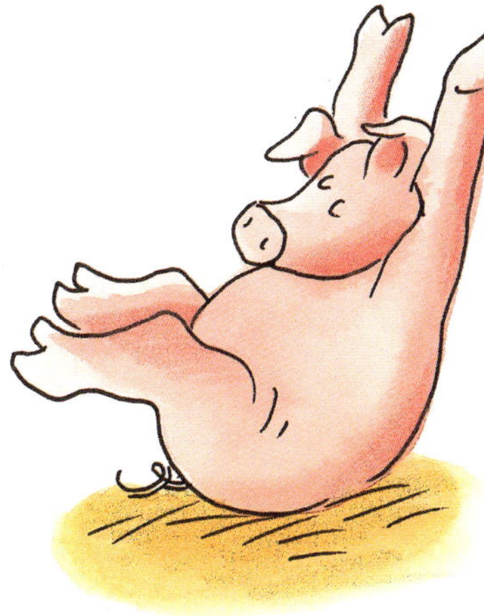

Die Sau rauslassen

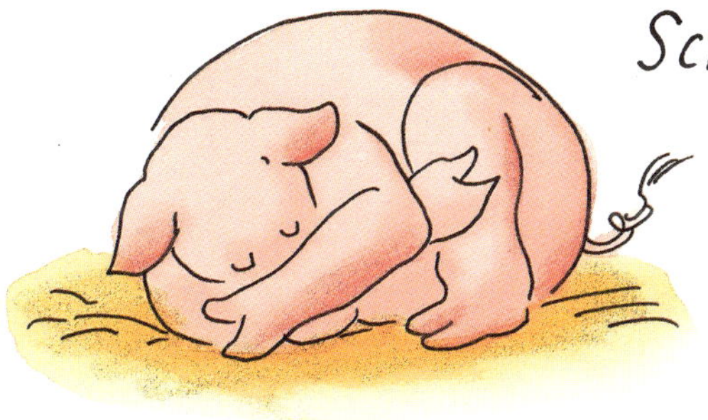

Der kleine Schweinehund

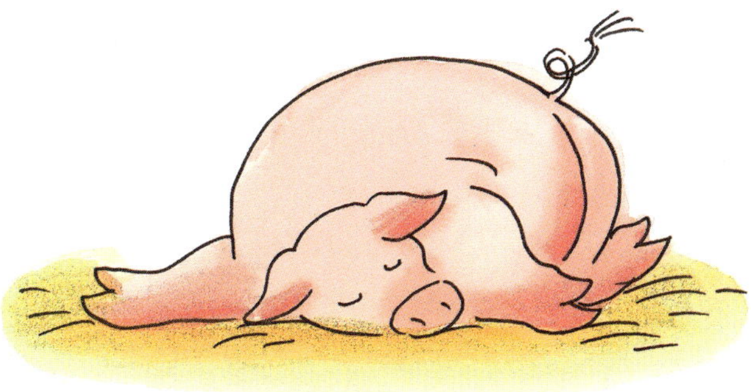

Der große Schweinehund

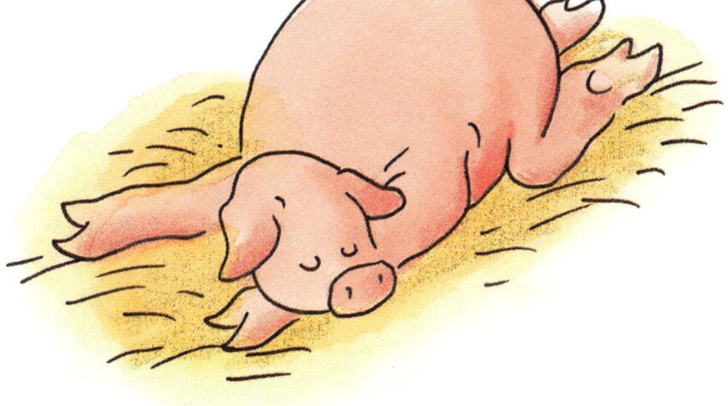

Den Schweinkram träumen

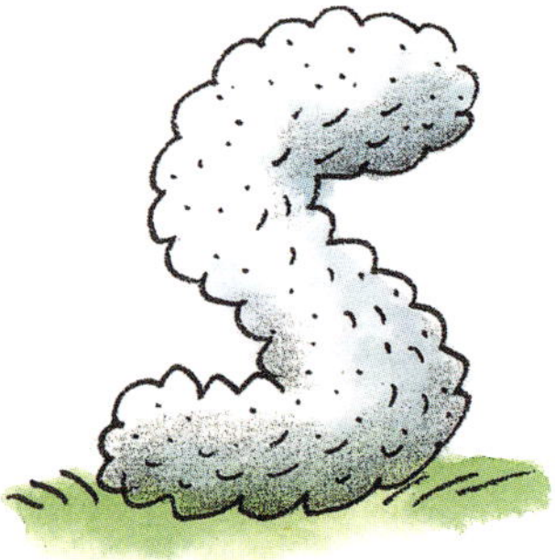

Yoga für Schafe

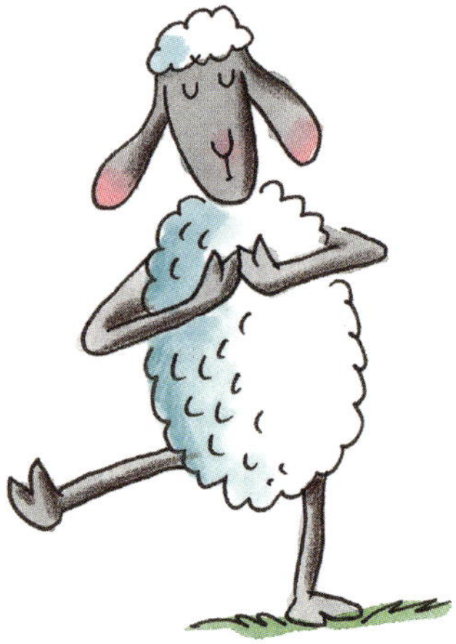

Das schweigende Lamm

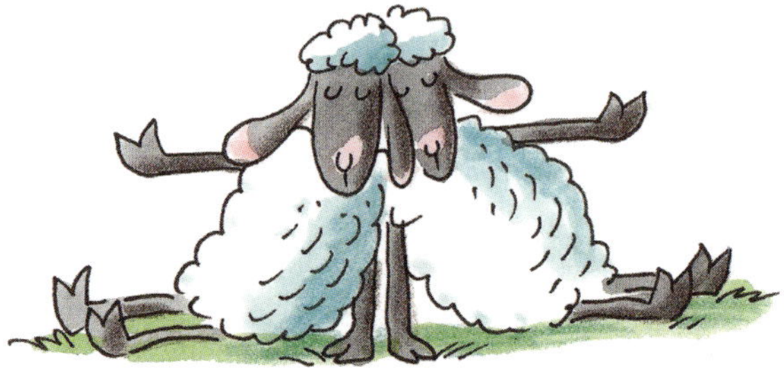

Das kurze Schäferstündchen

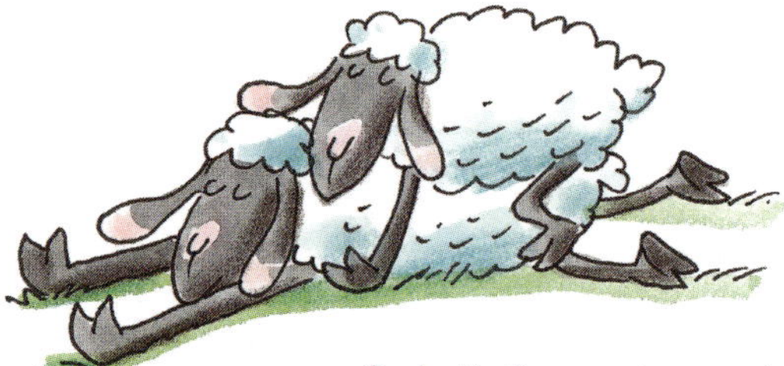

Das lange Schäferstündchen

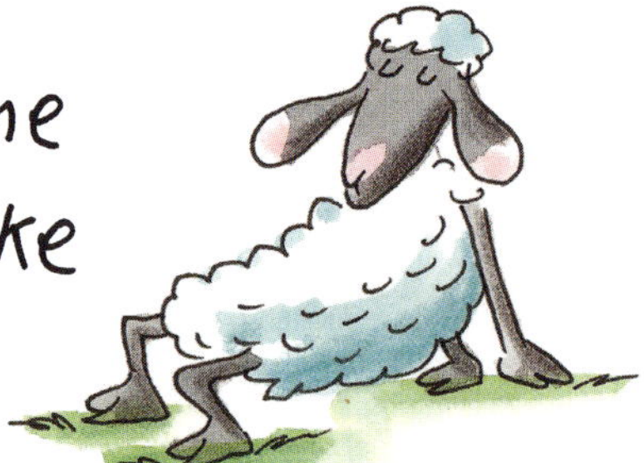

Die kleine Schäfchenwolke

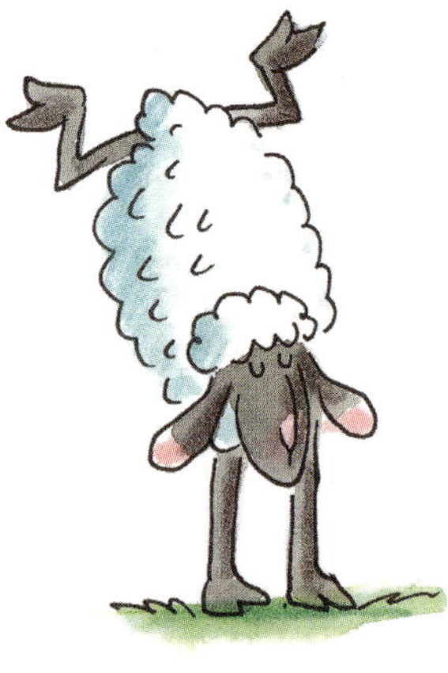

Der kurze Hammelsprung

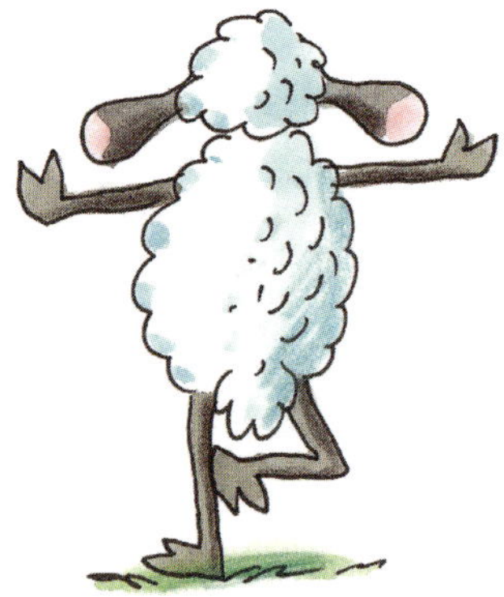

Den Wolf tanzen

Yoga für Schnecken

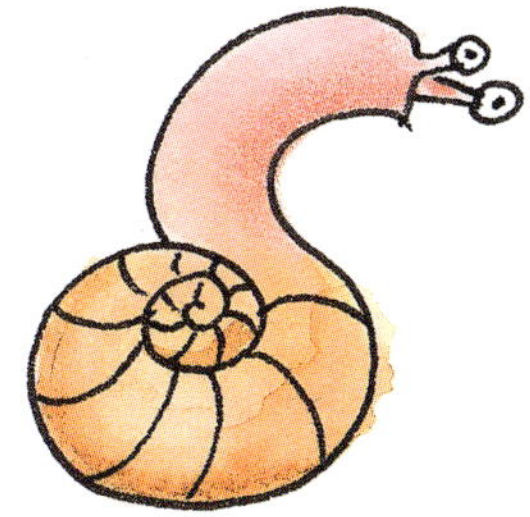

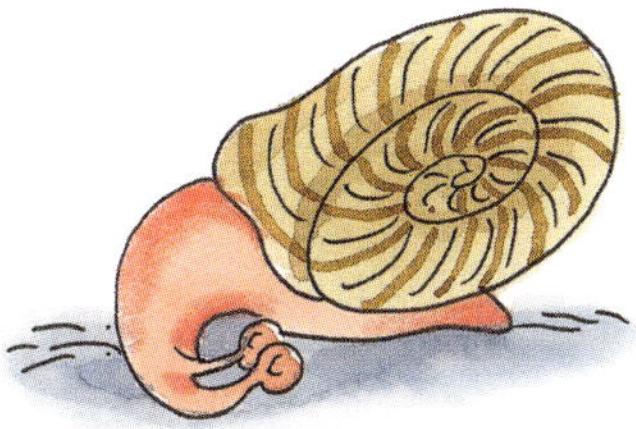

In sich selbst zu Hause sein

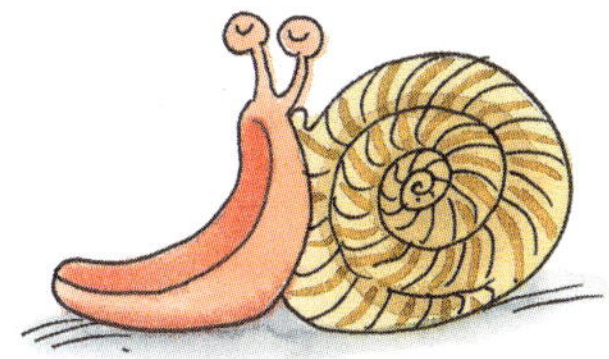

Das eigene Heim genießen

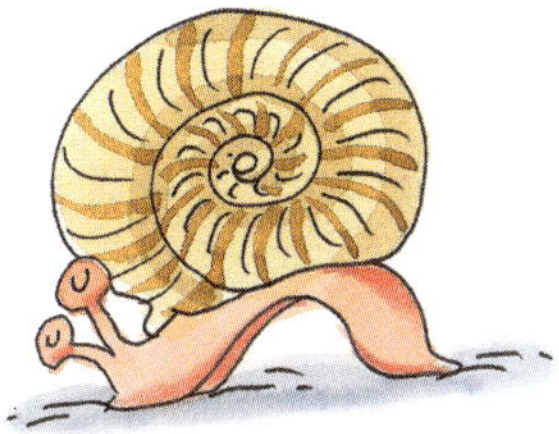

Der kleine Weinberg

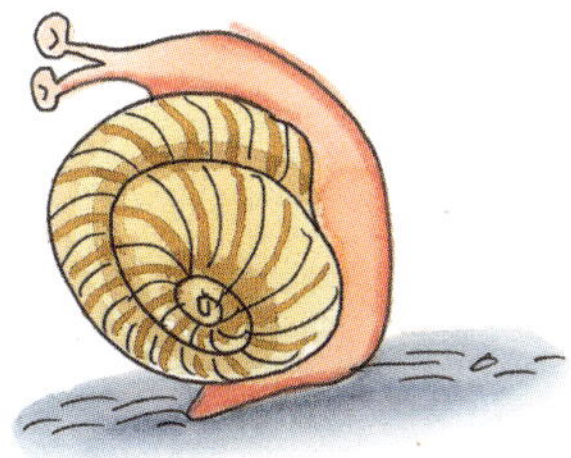

Der stolze Hausbesitzer

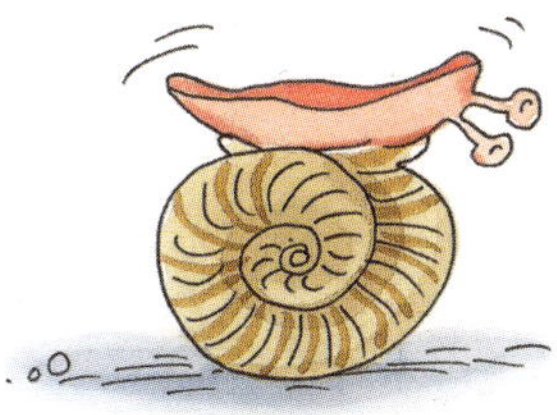

Die Ruhe bewahren

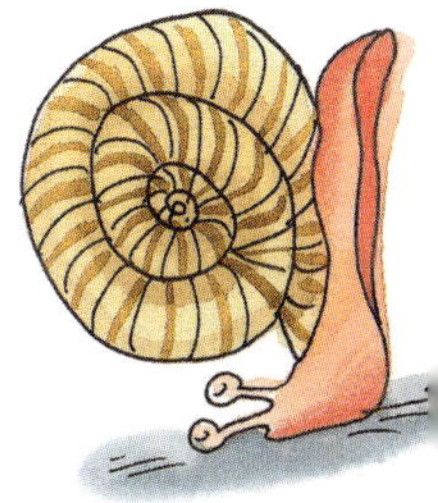

Die Langsamkeit entdecken

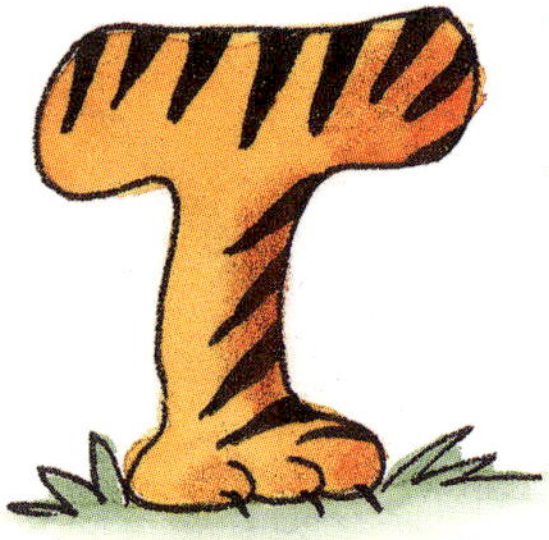

Yoga für Tiger

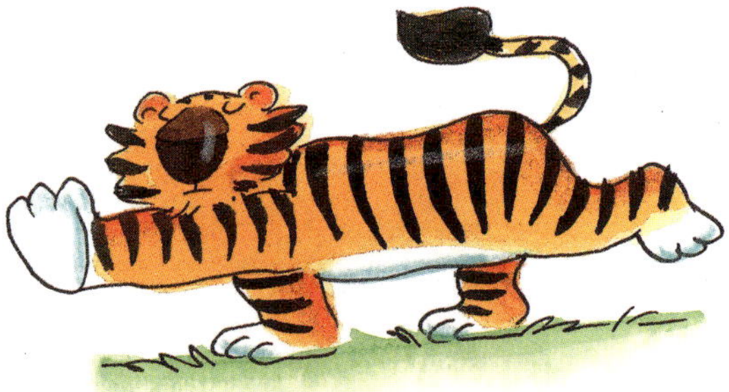

Den Käfig verlassen

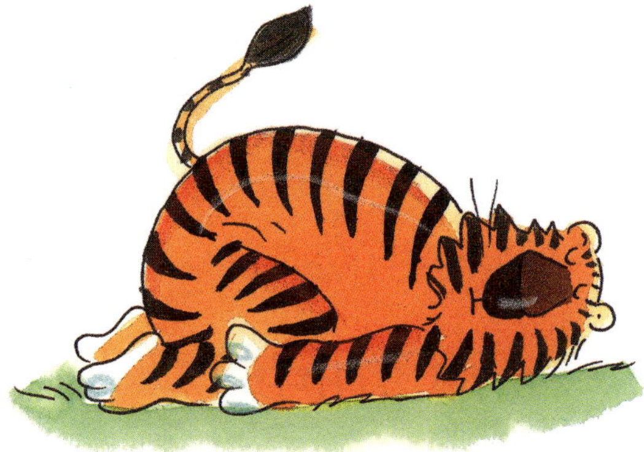

Der kleine Papiertiger

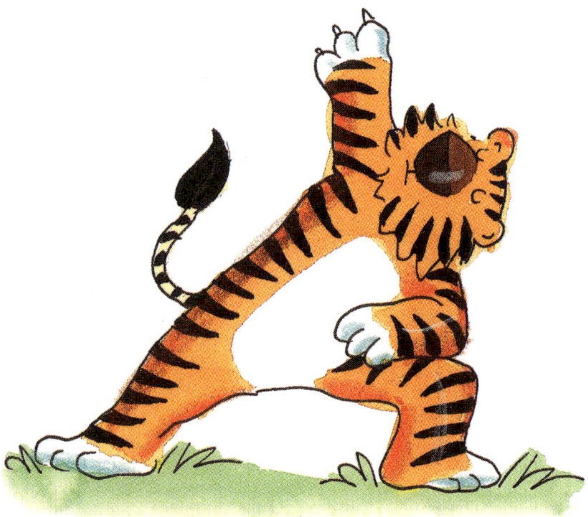

Den Dompteur erwarten

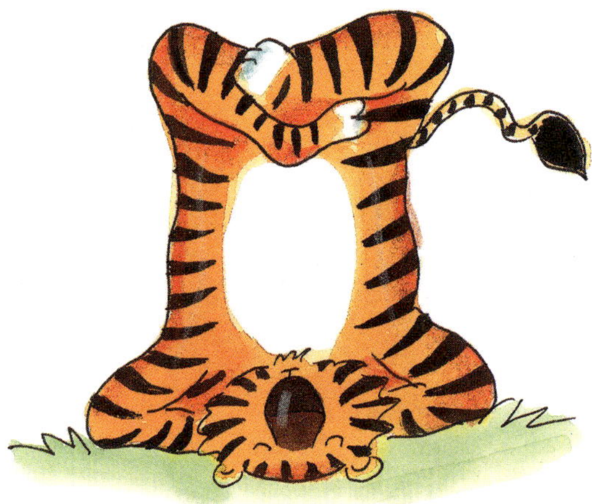

Die große Dschungelpalme

Yoga für Vampire

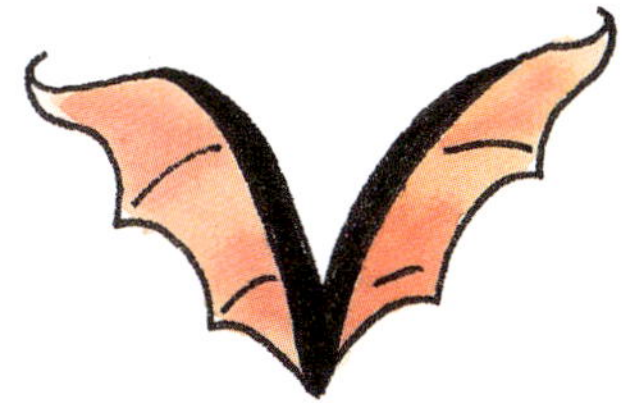

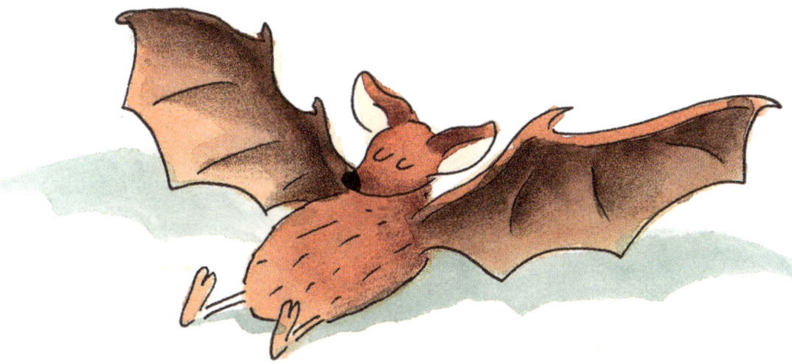

Das Dunkel hinter sich lassen

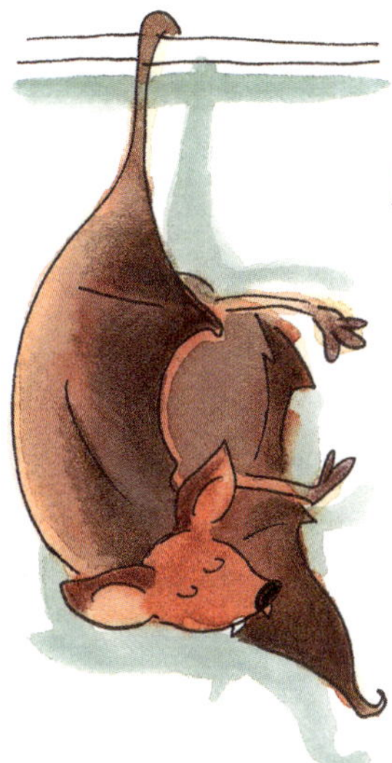

Den Vampir tanzen

Den Alltag beflügeln

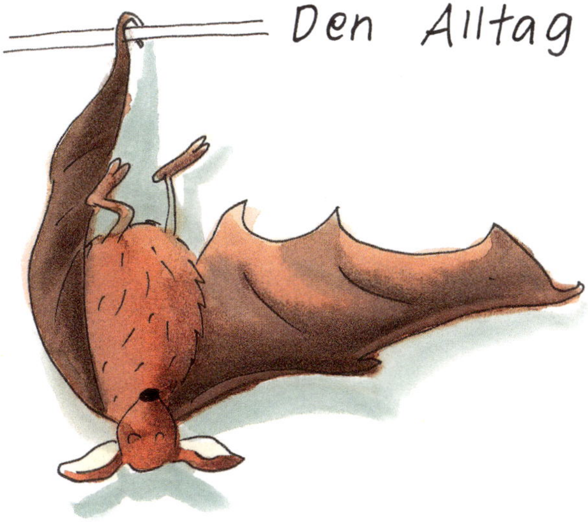

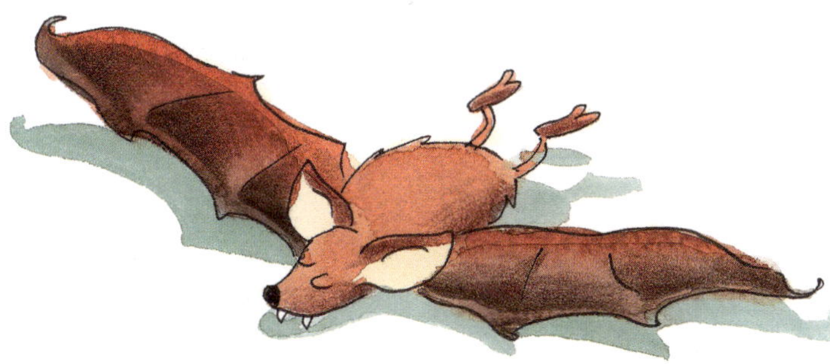

Der liegende Dracula

W Yoga für Waschbären

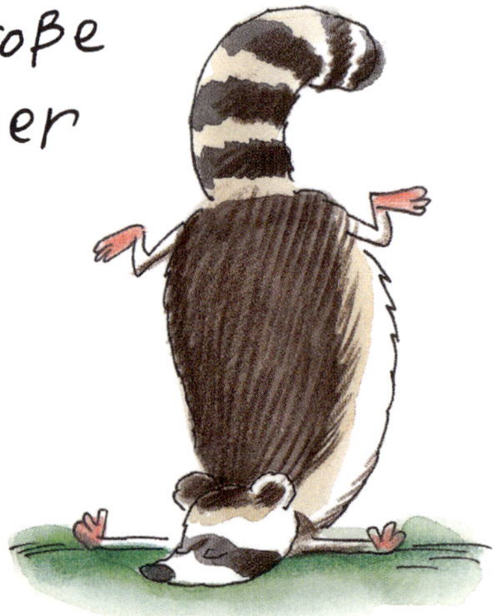

Die große Wäscheklammer

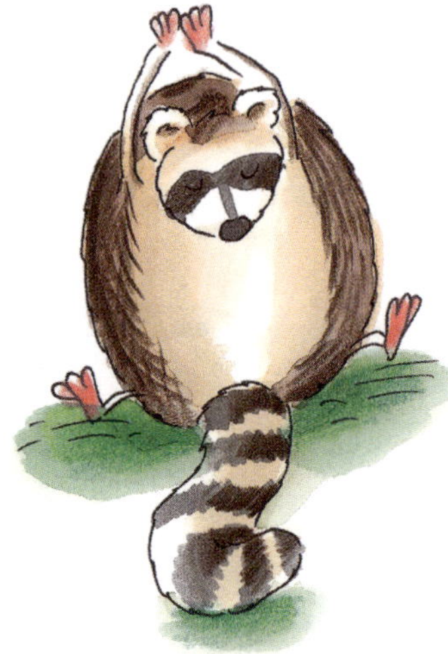

Die Wäsche aufhängen

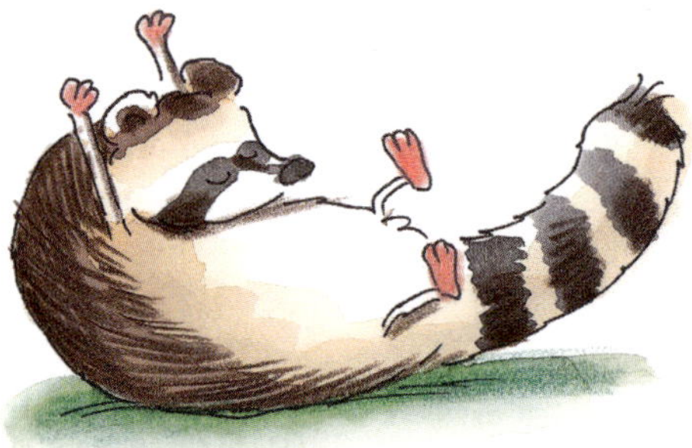

Den Wäschekorb halten

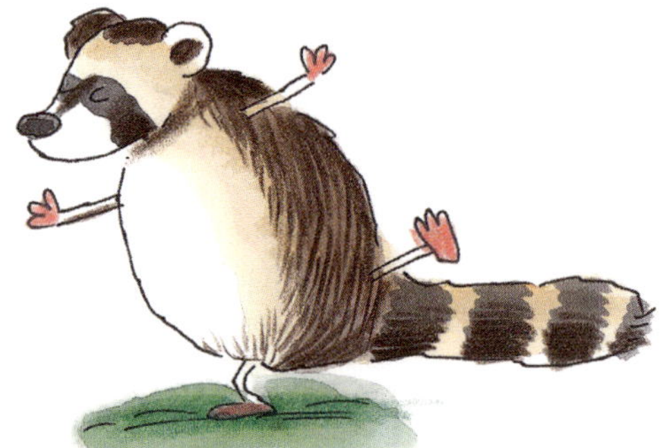

Den Waschtag genießen

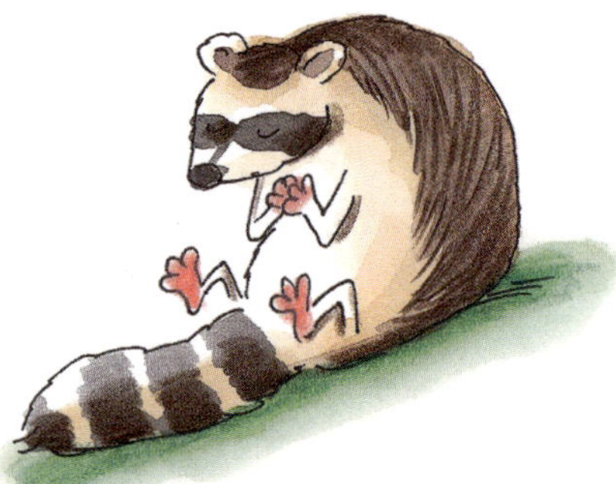

Die innere Reinheit fühlen

Yoga für Wölfe

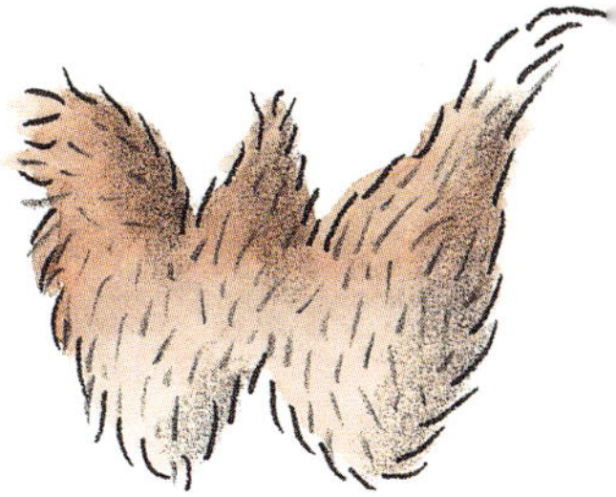

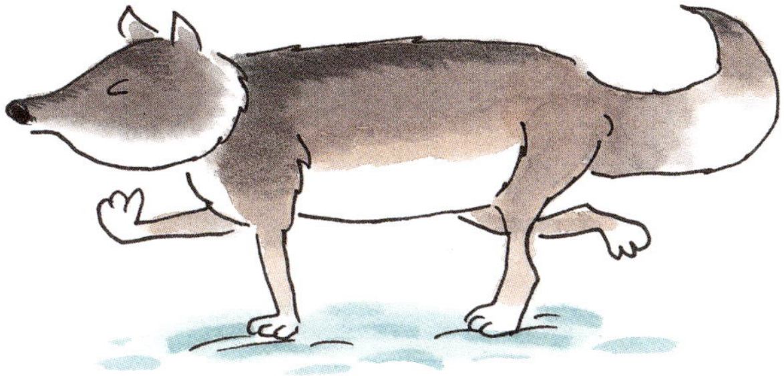

Rotkäppchen den Weg weisen

Der abgestreifte Schafspelz

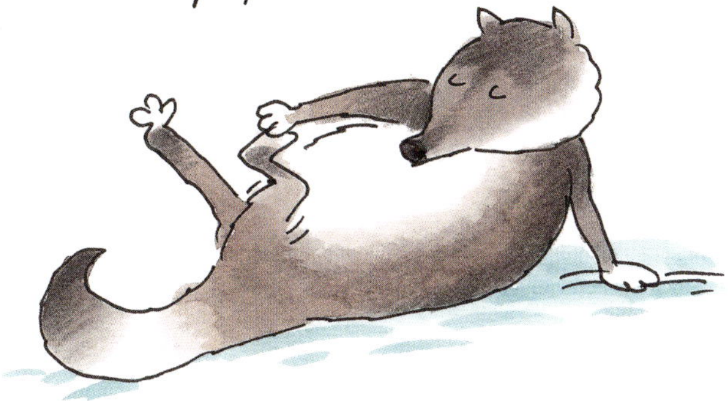

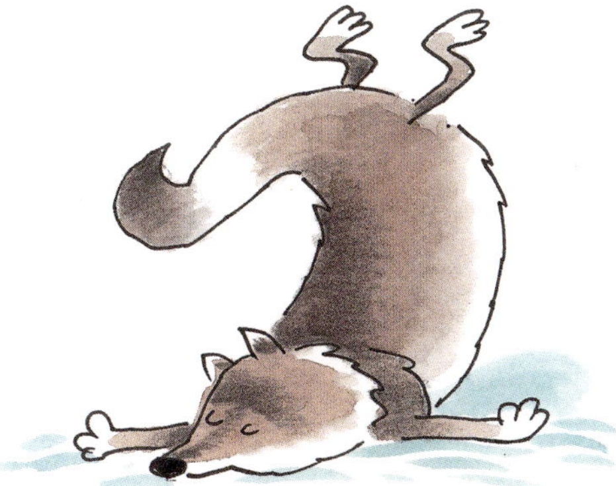

Der leuchtende Halbmond

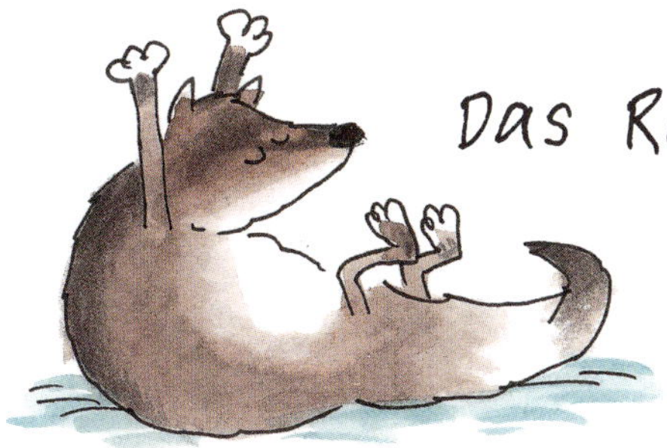

Das Rudel rufen

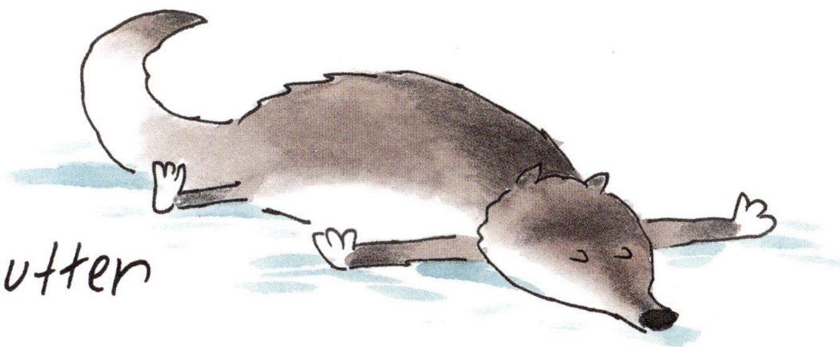

Die schlafende Großmutter

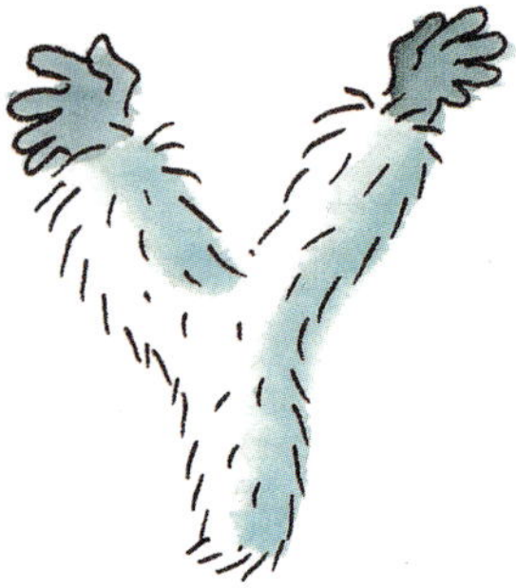

Yoga für Yetis

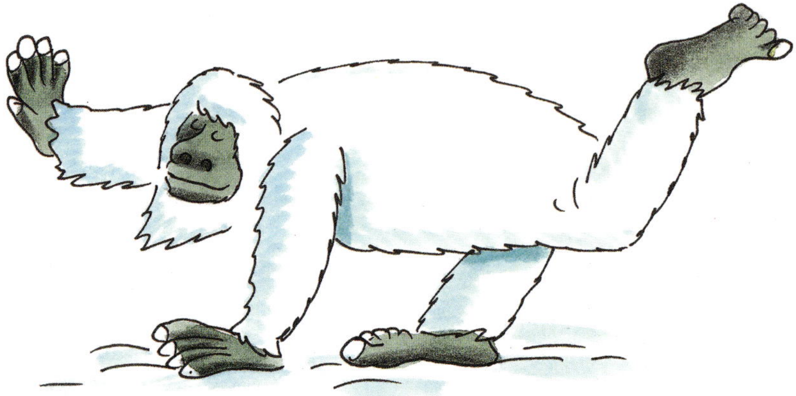

Der eingefrorene Bergsteiger

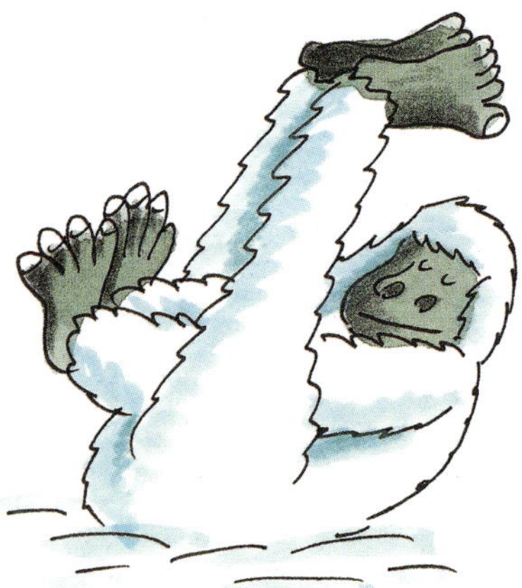

Der sechste Tibeter

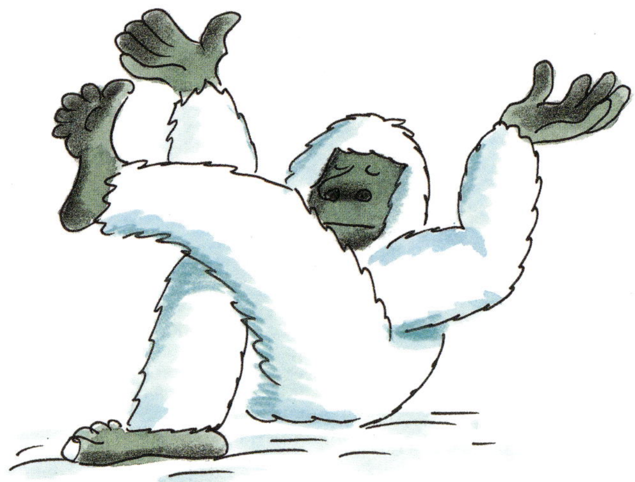

Reinhold Messner begrüßen

Yoga für Zebras

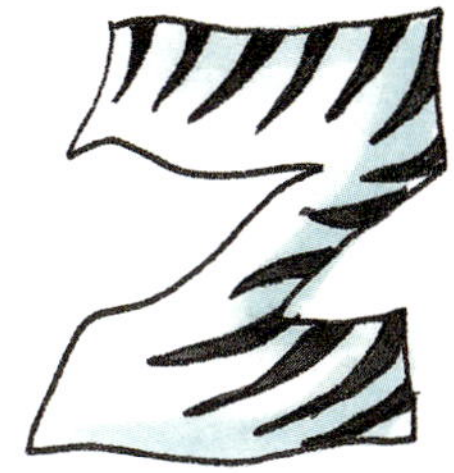

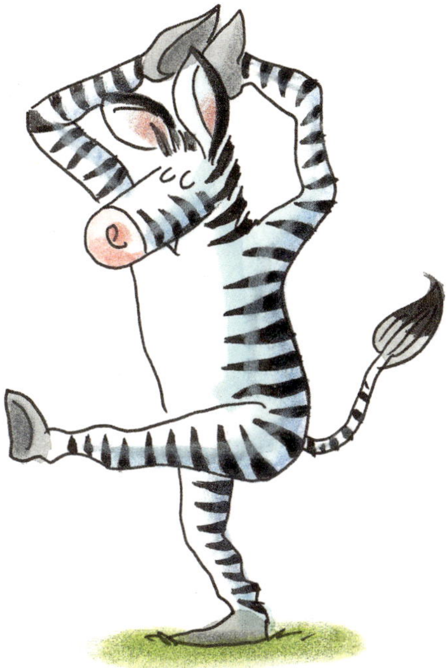

Der Gang über den Zebrastreifen

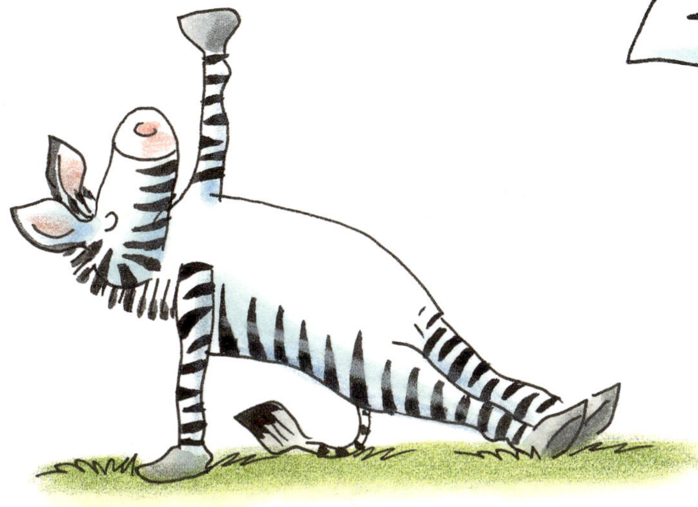

Der kleine Streifenwagen

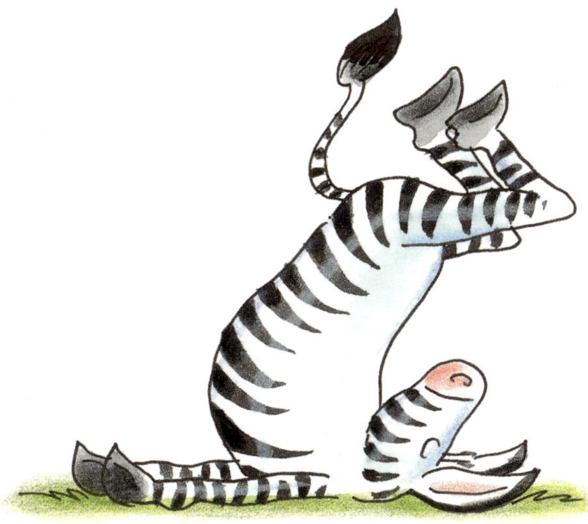

Den Alltag abstreifen

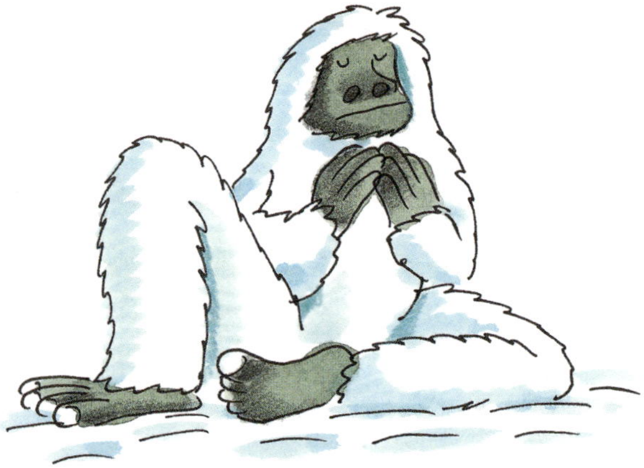

Die eigene Existenz annehmen

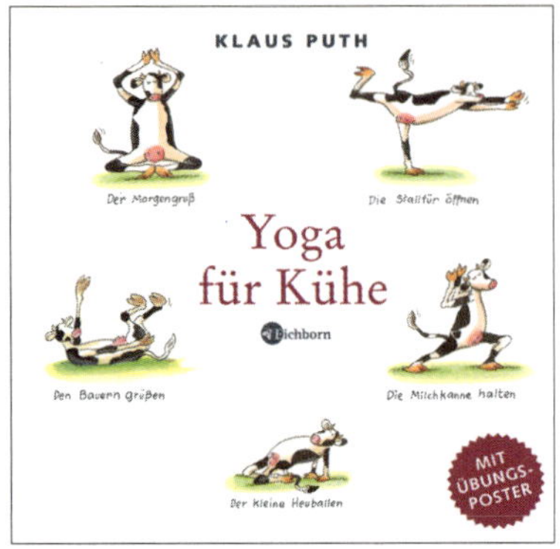

Klaus Puth
Yoga für Kühe
ISBN 978-3-8218-6025-1

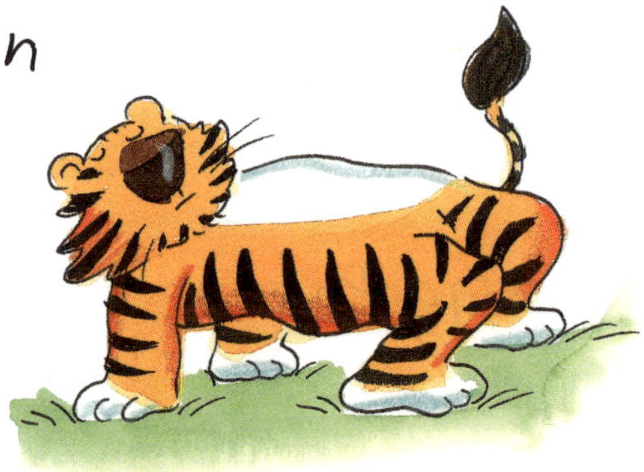

Die stabile Dschungelbrücke

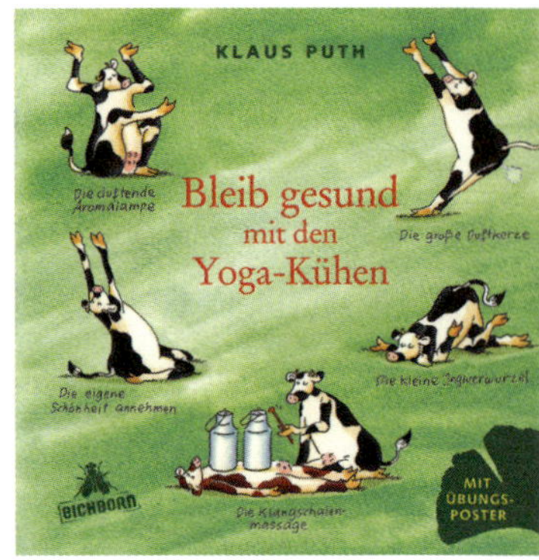

Klaus Puth
Bleib gesund
mit den Yoga-Kühen
ISBN 978-3-8218-6068-8

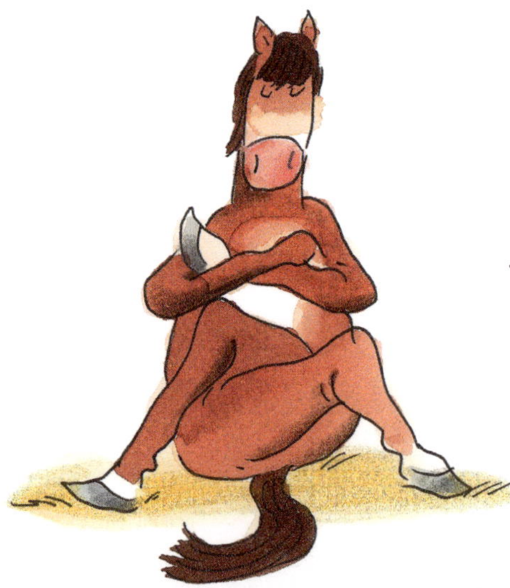

Die eigene Stärke erkennen

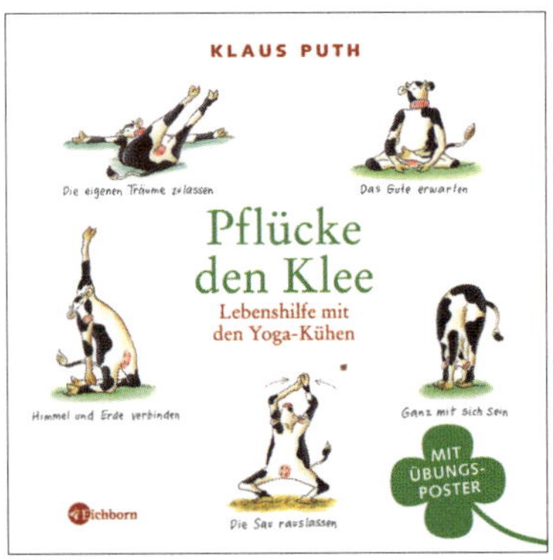

Klaus Puth
Pflücke den Klee
ISBN 978-3-8218-6039-8